KB105726

당뇨병의
정   석

혈당조절부터 식사·운동·약물치료까지, 당뇨병 관리의 모든 것

당뇨병의 정석

NORMAL

LOW

HIGH

대한당뇨병학회 지음

비타북스

마라톤과 같은 당뇨병 관리,
그 길에 함께하는『당뇨병의 정석』이 되길

당뇨병은 전 국민 6명 중 1명이 환자 혹은 위험군일 정도로 흔한 국민 질병이 되었다. 그런 와중에 의사로서 진료 현장에서 가장 안타까운 순간은 잘못된 정보와 지식으로 인해 건강뿐만 아니라 경제적으로 큰 손해를 입은 환자들을 만날 때다. 지난 20년간 당뇨병 환자가 폭발적으로 늘어나면서 비전문적이고 취사선택되지 않은 정보들이 난무하게 된 것이 가장 큰 원인이지만, 제한된 시간과 인력 때문에 제대로 된 교육을 하지 못한 전문가들의 책임도 한몫했을 것이다.

이런 한계를 극복하고자 대한당뇨병학회는 2020년부터 유튜브 채널 '당뇨병의 정석'을 개설해 정확한 정보를 전달하기 위해 꾸준히 노력해왔다. 많은 사람이 자신의 질병과 증상, 치료법을 궁금해하지만 짧은 진료 시간에는 다 들을 수 없었던 이야기들을 전국의 당뇨병 전문가들이 모여 직접 원고를 작성하고 영상을 촬영했다. 운동을 직접 따라 할 수 있는 영상도 구슬땀을 흘

려가며 만들었고, 요리전문가를 초빙해 맛도 좋으면서 혈당조절이 잘 되는 요리법도 선보였다. 이 채널은 진료실에서 미처 하지 못했던 이야기들을 속 시원히 들을 수 있는 창구로 많은 분께 호응을 얻었고, 2년이란 짧지 않은 시간 동안 13만 명에 가까운 구독자를 확보했다.

그리고 이번에 보다 많은 분에게 대한당뇨병학회의 진심을 전하기 위해 『당뇨병의 정석』을 출간하게 되었다. 더 이상 잘못된 정보로 고통받는 환자들이 없도록, 보다 많은 당뇨인들이 건강한 삶을 영위하길 바라는 마음을 담아 영상을 글로 옮겼다. 당뇨병을 완치하는 기적적인 비책은 담겨 있지 않지만, 이 책을 많은 분이 당뇨병 관리에 정도正道를 걸을 수 있는 지침서로 활용하길 바란다.

당뇨병 관리는 마라톤과 같다. 꾸준히, 중단 없이, 그리고 올바른 생활 습관을 지속적으로 유지하는 것이 당뇨병과 함께 건강한 삶을 영위할 수 있는 길임을 기억해야 한다. 이 책이 길고 고단한 여정의 든든한 나침반이 되길 바란다.

대한당뇨병학회 12대 이사장
영남대병원 내분비대사내과
원규장

| 차례 |

3장 당뇨병 치료법

4장 당뇨병 환자의 식사법

5장 당뇨병 환자의 운동법

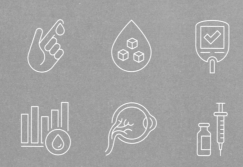

1장

누구나 당뇨병에 걸릴 수 있다

당뇨병은 누구나 걸릴 수 있는 흔한 병이 되었고,

발병 연령도 낮아졌으며 한번 걸리면 오래 앓는 병이 되었다.

'잘 먹어서 생기는 병'은 옛말

최근 한국의 당뇨병 환자는 빠르게 증가하고 발병 연령도 점차 낮아지고 있다. 2022년 대한당뇨병학회에서 발표한 자료에 따르면 30세 이상 성인 중 약 16%가 당뇨병을 앓는다. 성인 6명 중 1명이 당뇨병 환자인 셈이다(Diabetes Fact Sheet in Korea, 2022). 중고등학생이나 군대 신검 대상자 가운데 몸무게가 많이 나가는 사람이 당뇨병을 진단받기도 한다. 20, 30대에서 이미 당뇨병 합병증이 심하다고 진단받는 경우도 있다.

1960년대만 해도 한국의 당뇨병 환자는 전체 인구의 약 1.5% 밖에 되지 않았다. 당뇨병 환자가 병원에 입원하면 희귀질환 환자를 보려고 의대생들이 몰려들 정도였다. 경제적으로 어려웠던

과거에는 당뇨병이 '잘 먹어서 생기는 병'이라고 해서 부유하고, 뚱뚱하고, 나이 든 사람이 걸리는 병이라고 여겼다. 하지만 요즘은 누구나 걸릴 수 있는 흔한 병이 되었고, 발병 연령도 낮아졌으며 한번 걸리면 오래 앓는 병이 되었다.

젊은 당뇨병 환자가 늘고 있다

"당뇨병이 있을 거라고는 꿈에도 생각하지 못했습니다. 혈당이 높다는 이야기를 들은 적도 없고 특별한 증상도 없었거든요."

30대 초반의 이정열 씨(가명)는 최근에 체중이 많이 늘어서 비만 수술을 생각하고 병원을 찾았다가 당뇨병 진단을 받았다. 이정열 씨의 혈액검사 결과를 보면 공복혈당 183mg/dL, 당화혈색소 9.9%로 두 가지 이상에 해당돼서 당뇨병을 진단받았다. 당화혈색소가 9%를 넘는다는 것은 상당히 심각한 고혈당 상태라는 것을 의미한다. 그런데 문제는 그뿐 아니라 간 수치와 지방간도 심하고, 이상지질혈증도 동반되어 있다는 것이다. 젊은 나이에

이정열 씨 혈액검사 결과

검사 항목	공복혈당	당화혈색소
2020년 5월 1일	183	9.9

당뇨병과 동반 질환까지 가지고 있는 경우는 흔치 않다고 생각하지만 최근에는 그 양태가 변하고 있다.

예전에는 젊은 나이에 당뇨병이 발생하면 인슐린을 분비하는 기능 자체가 망가져서 인슐린을 꼭 외부에서 주사해주어야 하는 1형당뇨병을 가장 먼저 생각했었다. 하지만 요즘에는 과식, 운동 부족, 비만 등으로 40대 미만의 젊은 2형당뇨병 환자들이 많이 늘고 있다. 이 환자들은 지방간, 이상지질혈증 등이 동반되는

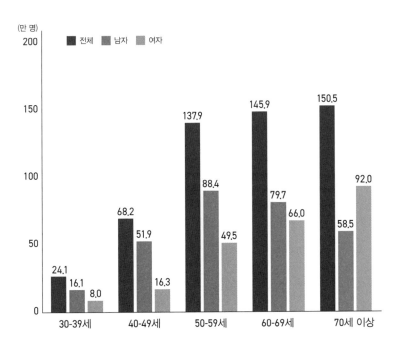

한국인 당뇨병 환자 수(2020년)

경우도 많다.

당뇨병의 발병 연령대가 낮아지는 것은 전 세계적으로도 문제지만 특히 한국을 포함한 동아시아에서 두드러진다. 2022년 대한당뇨병학회에서 발표한 통계를 보면 한국에서는 30대 젊은 층에서 24만 명, 40대에서 64만 명이 당뇨병을 가지고 있는 것으로 추정된다.

마른 사람도 당뇨병에 걸릴 수 있다

"저는 말랐는데 왜 당뇨병에 걸린 거죠?"

비만이 아닌데도 당뇨병 진단을 받으면 억울함부터 호소하는 환자들이 있다. 과거에는 당뇨병이 55세 이후에 아주 뚱뚱한 사람들에게 오는 병이라고 여겼다. 하지만 지난 수십 년간 당뇨병을 연구한 결과 그렇지 않은 사람들도 당뇨병에 걸리는 경우가 많다는 것이 밝혀졌다. 실제로 당뇨병 환자 중 50%는 비만, 50%는 비만이 아닌 사람이다.

당뇨병에 걸리는 원인을 꼽을 때 흔히 '인슐린 저항성'과 '인슐린 분비 능력'을 얘기하는데, 이 두 가지를 이해하기 위해서는 혈당과 인슐린의 개념부터 알아야 한다. 혈당은 혈액 속의 포도당 농도를 말한다. 여러 가지 이유로 혈당조절이 되지 않는 것을 당뇨병이라고 하는데, 그 중심에 인슐린이 있다.

식사 후에 혈당이 높아지는 이유는 우리가 섭취한 탄수화물이 포도당으로 분해되어 혈액 내의 포도당 농도가 증가하기 때문이다. 그렇다면 혈당이 낮아지는 이유는 무엇일까? 혈액 내의 포도당이 세포 내로 흡수되기 때문인데, 이때 포도당을 세포 내로 흡수되게 하는 물질이 인슐린이다.

반대로 혈당이 낮아지지 않는 이유는 포도당이 세포 내로 들어가지 못하기 때문이다. 그 첫 번째 원인은 인슐린이 부족한 것이다. 이것을 '인슐린 분비 부족' 또는 '인슐린 분비능 저하'라고 한다. 두 번째 원인은 인슐린은 충분하지만 인슐린의 힘이 떨어

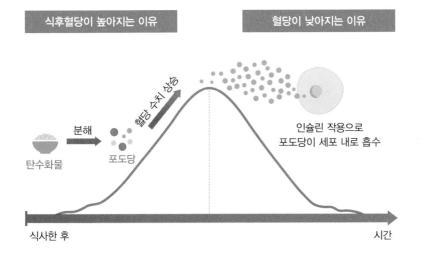

져서 이전과 동일한 능력으로 일하지 못하는 경우다. 이런 경우를 '인슐린 저항성이 증가했다'라고 얘기한다.

마른 사람은 대체로 인슐린이 잘 나오지 않는 인슐린 분비 부족이 당뇨병 발생의 주된 이유일 수 있다. 한국, 일본, 중국이 대표적인데 뚱뚱하지 않고 젊은 나이에 당뇨병으로 넘어가는 경우 검사를 해보면 인슐린을 분비하는 능력이 상대적으로 떨어져 있다. 여기에는 유전적 소인이 큰 영향을 미쳤을 가능성이 높다.

반대로 서양인이나 비만한 사람에게 생기는 당뇨병은 인슐린 저항성의 문제가 주된 원인인 경우가 많다. 인슐린을 생성·분비하는 췌장의 베타세포 양은 제한적이기 때문에 언젠가는 인슐린 분비가 인슐린 저항성을 따라가지 못하게 된다. 인슐린 저항성이 증가하는 것은 비만, 특히 복부 비만, 운동 부족, 스트레스 등 생활 습관과 관련이 많다. 하지만 인슐린 저항성은 개선의 여지가 있기에 의사는 환자에게 체중 감량과 식사 조절 등 생활 습관 관리를 권고하는 것이다.

인슐린 분비 기능을 돈이라고 가정한다면 인슐린 저항성은 물가다. 돈이 많아도 물가가 워낙 비싸면 물건을 못 사니까 당뇨병이 생기고, 물가가 낮아도 돈이 적으면 물건을 못 사니까 당뇨병이 생기는 것이다. 즉, 인슐린 분비 기능이 좋아도 인슐린 저항성이 높으면 당뇨병에 걸리고, 인슐린 저항성이 낮아도 인슐린 분비가 적으면 당뇨병이 생긴다. 그만큼 당뇨병의 원인은 다양하고 비만한 사람이나 마른 사람, 누구나 당뇨병에 걸릴 수 있다. 따라서 그에 따른 맞춤 치료와 관리가 매우 중요하다.

증상보다 진단 기준부터
알아야 한다

당뇨병으로 진단받더라도 적절한 관리를 하고 제때 치료를 받으면 다행이지만, 문제는 자신이 당뇨병인지도 모르고 지내는 사람이 많다는 것이다. 대한당뇨병학회에서 발표한 바에 따르면 내분비내과에 방문한 환자 중 자신이 당뇨병인지 모르는 사람이 약 30%에 달한다. 당뇨병에 걸렸는지도 모른 채 치료를 받지 않고 지내다가 나중에 합병증이 한참 진행되고 나서야 알게 되는 경우도 많다.

그렇다면 당뇨병 진단을 받기 전, 당뇨병을 좀 더 빨리 알아차릴 수 있는 증상이 있을까? 안타깝게도 당뇨병은 '무증상'이라고 할 만큼 일정 기간 동안 증상이 나타나지 않는다. 당뇨병의 증상

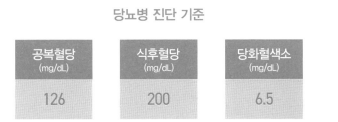

당뇨병 진단 기준

공복혈당 (mg/dL)	식후혈당 (mg/dL)	당화혈색소 (mg/dL)
126	200	6.5

8시간 금식 후 공복혈당을 측정했을 때 126mg/dL 이상이 나오거나, 75g의 포도당을 먹고 2시간 후 측정했을 때 200mg/dL 이상이 나오거나, 당화혈색소가 6.5% 이상 나오면 당뇨병으로 진단한다. 세 가지 기준 중 한 가지에만 해당되어도 당뇨병이라고 할 수 있다.

을 느낄 때는 이미 심각한 단계에 접어들었을 가능성이 높다. 따라서 증상으로 판단하지 말고 정기적으로 혈액검사를 받아 당뇨병을 진단해야 한다.

과거에는 소변검사로 당뇨병을 진단하기도 했지만 지금은 혈액검사를 통해 공복혈당, 식후혈당, 당화혈색소를 측정하는 것이 가장 정확하다. 다만 가정에서 혈당측정기를 사용해 측정한 결과는 표준 결과로 인정하지 않으므로 반드시 병원에서 정맥 채혈하여 자신의 혈당 수치와 당화혈색소 수치를 알고 있는 것이 중요하다.

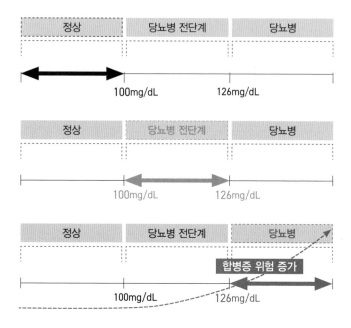

공복혈당에 따른 당뇨병의 진단 기준

당뇨병 진단의 기본, 공복혈당과 식후혈당

당뇨병을 진단하는 중요한 기준은 세 가지다. 그중 첫 번째
는 공복혈당이다. 8시간 이상 금식 후 혈당을 측정했을 때 수
치가 100mg/dL 미만이 되어야 정상으로 본다. 공복혈당이
100~125mg/dL가 되면 정상 수치를 벗어났지만 당뇨병이라고
하지는 않는다. 이 단계에서는 당뇨병으로 인한 합병증이 잘 보
이지 않기 때문에 당뇨병 전단계라고 한다. 하지만 공복혈당이

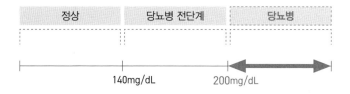

식후혈당에 따른 당뇨병의 진단 기준

| 정상 | 당뇨병 전단계 | 당뇨병 |

140mg/dL   200mg/dL

126mg/dL 이상이 되면 그때부터 당뇨병의 합병증이 급격하게 증가하기 때문에 당뇨병으로 진단한다.

당뇨병을 진단하는 중요한 기준 두 번째는 식후혈당이다. 식후혈당은 75g의 포도당을 섭취하고 2시간 후에 측정한 혈당 농도를 나타내는 수치다. 이때 혈당 수치 140mg/dL 미만은 정상, 140~199mg/dL까지를 당뇨병 전단계, 200mg/dL 이상이 되면 당뇨병으로 진단한다.

혈당 관리의 성적표 당화혈색소

당뇨병을 진단하는 중요한 마지막 기준은 당화혈색소다. 당화혈색소란 몸에서 산소를 운반하는 헤모글로빈(혈색소)과 포도당이 결합한 형태를 말한다. 혈액의 당 수치가 높아지면 헤모글로빈에 당이 결합하는데, 그 수치를 비율(%)로 나타낸 것이 당화혈색소 수치다. 당화혈색소 수치는 지난 2~3개월간의 혈당 평균을

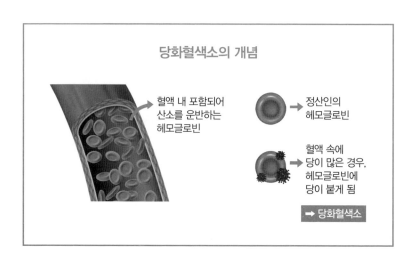

당화혈색소의 개념

혈액 내 포함되어 산소를 운반하는 헤모글로빈

정산인의 헤모글로빈

혈액 속에 당이 많은 경우, 헤모글로빈에 당이 붙게 됨

➡ 당화혈색소

알아보는 검사로 혈당 관리의 성적표 같은 개념이다.

일반적으로 당화혈색소 수치가 5.7% 미만이면 정상이다. 5.7~6.4% 이하까지 당뇨병 전단계고 6.5% 이상이면 당뇨병으로 진단한다. 10% 이상이면 혈당조절이 굉장히 안 되는 상태다. 평균 혈당으로 보자면 250mg/dL 이상의 고혈당이며, 혈액에 당분이 가득한 상태라고 볼 수 있다. 당화혈색소 수치가 7~8% 정도만 되어도 합병증 발생률은 서서히 증가하는데 10% 이상이면 발병률이 급격하게 높아지기 때문에 오래 방치하면 안 된다. 반드시 신속하게 혈당조절을 해야 한다.

일반적인 당뇨병 환자의 경우 당화혈색소 수치를 6.5% 아래로 낮추기 위해 노력해야 한다. 필요하면 약을 복용하고 수치가

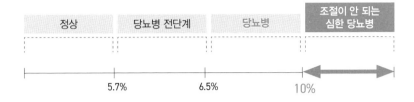

당화혈색소에 따른 당뇨병의 진단 기준

정상	당뇨병 전단계	당뇨병	조절이 안 되는 심한 당뇨병

5.7%　　　　6.5%　　　　10%

더 높다면 인슐린 주사도 맞아야 한다. 그만큼 당화혈색소 수치는 당뇨병 진단의 중요한 기준이자 치료의 기준이다.

당뇨병 전단계에서 잡아야 한다

당뇨병은 어느 날 갑자기 생기는 것이 아니다. 상당한 기간 당뇨병 전단계를 거쳐서 당뇨병으로 진행된다. 당뇨병 전단계는 흔히 전당뇨병이라고 하는데, 이미 당뇨병과 관련된 몸의 변화가 서서히 일어나고 있는 상태다.

　당뇨병 전단계를 거쳐 당뇨병으로 진행된다는 것은 장단점이 있다. 장점은 당뇨병 전단계에 열심히 치료해서 당뇨병으로 진행되는 것을 막고 정상으로 돌아갈 희망이 있다는 것이다. 단점은 별다른 증상이 없는 당뇨병 전단계를 오랫동안 거치면 방심한다는 것이다. 이런 경우 심한 당뇨병으로 넘어갈 위험이 있기 때문에 당뇨병 전단계라고 해도 안심할 수 없다.

현재 한국의 당뇨병 인구는 약 500만 명이다. 그런데 그의 2배인 약 1000만 명 이상이 당뇨병 전단계인 것으로 보고되고 있다. 한국 성인 1/4이 당뇨병 전단계인 셈이고, 이들 중 매년 5~10%가 당뇨병 진단을 받는다. 당뇨병 전단계를 제대로 관리하지 않으면 누구나 당뇨병 환자가 될 수 있다. 따라서 당뇨병 전단계를 잘 관리하는 것만이 당뇨병으로 진행되는 것을 막을 수 있는 매우 중요한 방법이다.

당뇨병은
당뇨병으로 끝나지 않는다

"원래 비만이 문제였는데 어느 날 이상지질혈증이 생기고 이제 고혈압까지 생겼어요."

이런 고민을 하는 이들을 주변에서 어렵지 않게 볼 수 있다. 고칼로리 음식 섭취, 과음, 흡연, 운동 부족, 스트레스 등 나쁜 생활 습관이 해결되지 않으면 이렇게 다양한 질환이 계속해서 생겨나는 악순환이 일어난다.

당뇨병도 예외는 아니다. 당뇨병 환자에게는 보통 고혈압, 이상지질혈증, 비만 같은 합병증이 동반된다. 당뇨병이 있으면 55%에서 많게는 70%까지 고혈압이 동반되어 있다. 복부비만은 약 50%의 당뇨병 환자에게 동반되고, 이상지질혈증을 보이는 당뇨병 환자도 약 30%에 이른다. 이 때문에 고혈압, 이상지질혈증, 비만은 당뇨병과 '형제의 병'이라고 이야기한다. 중요한 건 이러한 성인병이 두세 개가 겹치면 엎친 데 덮친 격으로 심각한 합병증의 발생 빈도가 올라간다는 점이다. 따라서 하나보다는 둘, 둘보다 세 개의 질병이 있을 때 더 철저히 관리해야 한다.

당뇨병 환자가 경계해야 하는 대사증후군

당뇨병과 관련 깊은 대사증후군은 고혈압, 이상지질혈증, 비만 등의 질병이 한꺼번에 겹쳐서 나타나는 것을 말한다. 대사증후군은 건강을 위협하는 5가지 요소인 고혈당, 고혈압, 높은 중성지방, 낮은 HDL콜레스테롤, 복부 비만을 묶어서 평가한다. 세부적인 기준은 공복혈당이 100mg/dL 이상, 혈압이 130/85mmHg 이상, 중성지방이 150mg/dL 이상, HDL콜레스테롤이 남자는 40mg/dL 미만, 여자는 50mg/dL 미만, 허리둘레가 남자는 90cm 이상, 여자는 85cm 이상이다. 이 중 세 가지에 해당되면 대사증후군으로 진단한다.

그렇다면 대사증후군은 모든 당뇨병 환자가 가지고 있을까? 사실은 그렇지 않다. 당뇨병, 고혈압, 이상지질혈증, 비만의 유전인자는 각각 다르기 때문이다. 당뇨병의 유전인자를 가진 사

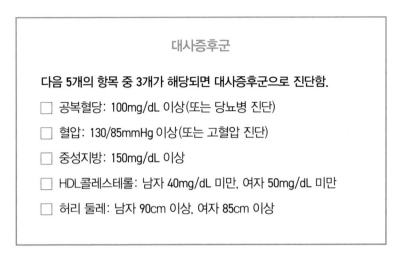

대사증후군

다음 5개의 항목 중 3개가 해당되면 대사증후군으로 진단함.

☐ 공복혈당: 100mg/dL 이상(또는 당뇨병 진단)

☐ 혈압: 130/85mmHg 이상(또는 고혈압 진단)

☐ 중성지방: 150mg/dL 이상

☐ HDL콜레스테롤: 남자 40mg/dL 미만, 여자 50mg/dL 미만

☐ 허리 둘레: 남자 90cm 이상, 여자 85cm 이상

람이라고 해서 반드시 이러한 질병이 생긴다고 보기는 어렵다. 다만 유전적 소인과 상관없이 스트레스, 불규칙한 식사 습관, 과식, 운동 부족 등 여러 가지 환경 요인을 50% 이상 공유하기 때문에 주의해야 한다.

대사증후군이 무서운 이유는 당뇨병, 고혈압, 이상지질혈증, 비만은 대개 증상이 없지만 방치하면 결국 심근경색과 뇌졸중 같은 심혈관계질환을 일으킨다는 것이다. 그밖에 당뇨 합병증인 당뇨병망막병증과 만성콩팥병, 암과 치매 등의 발생 위험을 증가시키고 결국 사망률도 높인다.

2018년 전 세계에서 가장 권위 있는 학회지인 〈뉴잉글랜드 저널 오브 메디슨The New England Journal of Medicine〉에 게재된 한 연구에

서는 스웨덴에서 약 20만 명의 당뇨병 환자와 130만 명의 비당
뇨인을 5.7년간 추적관찰해서 당뇨병과 동반된 질환을 가졌을
때 예후가 얼마나 나쁜지를 조사했다. 연구 결과에 따르면 55세
미만의 당뇨병 환자가 위험요인인 당화혈색소, 혈압, 단백뇨, 흡
연, 콜레스테롤이 전부 조절되지 않는 경우 같은 나이 비당뇨인
에 비해 사망률 5배, 심근경색 7.5배, 뇌졸중 6배, 심부전은 11
배까지 위험도가 급격하게 올라갔다.

다행히 5가지 위험 요인이 잘 조절되면 사망률과 다른 질병
발생 위험도가 당뇨 환자와 비당뇨인 모두 같은 것으로 조사되
었다. 당뇨병이 있다고 하더라도 위험요인을 잘 관리한다면 사
망이나 질병의 위험도를 낮출 수 있다는 것을 확실하게 밝힌 연
구라고 볼 수 있다.

위험 요인에 대한 꾸준한 모니터링이 필요하다

동반질환의 위험 요인 수치가 목표 수준 안에 도달하지 못하면
심혈관질환과 당뇨병 합병증의 위험도 올라간다. 현재 혈압약이
나 이상지질혈증약을 먹지 않는 사람이라면 스스로 병이 없다고
생각한다. 약을 먹지 않는 상태보다 중요한 것은 혈당, 혈압, 콜
레스테롤이 목표 수치 안에 들어가 있느냐다. 평소 중요 동반 질

환의 목표 수치를 정확히 알고 있으면서 스스로 모니터링하는 습관을 갖는 것이 가장 바람직하다.

우선 당뇨병의 가장 흔한 동반 질환인 고혈압의 목표 수치는 심혈관질환이 없는 상태이면 140/90mmHg 미만, 심혈관질환이 있다면 130/80mmHg 미만으로 조절하는 것이 좋다. LDL콜레스테롤도 심혈관질환이 없는 상태라면 100mg/dL 미만, 심혈관질환 위험도가 높다면 70mg/dL 미만으로 조절해야 한다. 중성지방은 150mg/dL 미만으로 조절하는 것이 좋고, 좋은 콜레스테롤인 HDL콜레스테롤은 남자 40mg/dL 초과, 여자 50mg/dL 초과로 유지해야 한다.

당뇨병 환자가 건강을 지키는 가장 좋은 습관은 첫째, 매일 아침 일어나자마자 체중부터 재는 것이다. 체중이 조금씩 늘어난다면 자신의 전반적인 식습관과 운동 습관을 돌이켜봐야 한다. 둘째, 매일 자가 혈당을 측정하는 것도 혈당 관리에 큰 도움이 되고 혈압도 자주 측정하는 것이 좋다. 병원에서 의사만 보면 혈압이 올라가는 '백의 고혈압 환자'라면 집에서 측정하는 혈압이 중요하다. 상황이 나빠진 다음에 조절하지 말고 자주 혈당과 혈압을 체크해 수치가 높아지면 그때그때 조절하거나 병원을 찾아 상담하는 것이 바람직하다.

이렇게 열심히 관리하는 사람은 자신의 당화혈색소 수치를 맞추기도 한다. 집에서 이미 여러 번 혈당 측정을 해봤기 때문에 예측이 가능한 것이다. 이런 환자는 계속 혈당 관리가 잘되는 편이다. 그러므로 생각날 때만 혈당, 혈압을 측정하지 말고 매일 꾸준히 측정하면서 자신이 어느 정도 관리되고 있는지 판단해보고, 나쁘게 나왔을 때 문제를 해결하려고 하는 자세가 중요하다.

일반적으로 당뇨병 환자는 2~3개월에 한 번씩 외래 진료를 받는데, 그간의 상태를 의사가 모두 파악하기는 어렵다. 집에서 혈당, 혈압, 체중을 꾸준히 측정해서 잘 기록하고 생활 패턴도 꼼꼼히 적어서 주치의에게 보여주면 훨씬 더 양질의 진료를 받을 수 있다.

혈당, 혈압, 콜레스테롤은 약만 잘 먹어도 조절율을 높일 수 있다

그렇다면 당화혈색소, 혈압, 콜레스테롤을 모두 잘 조절하는 사람의 비율은 얼마나 될까? 아쉽지만 세 가지를 모두 조절하는 한국 당뇨병 환자의 비율은 8.4%밖에 되지 않는다. 물론 아시아 지역 평균이 3.8%인 것을 고려했을 때 2배 이상 높은 수치지만 여전히 많이 부족한 결과다.

당화혈색소, 혈압, 콜레스테롤이 조절되지 않는 가장 주요한 이유는 환자가 약을 꾸준히 복용하지 않기 때문이다. 당뇨병학회에서 10여 년 전부터 조사한 결과에 따르면 1년에 290일 이상 약을 꾸준히 복용하는 사람의 비율은 50%에 불과하다. 약만 잘 먹어도 당화혈색소, 혈압, 콜레스테롤을 조절하는 비율은 30% 이상 올라갈 것으로 기대하고 있다.

우스갯소리로 '약을 잘 복용하는 사람들은 백수白壽를 누린다'고 한다. 진료실에서 젊은 환자에게 3개월 뒤에 다시 보자면서 약을 처방하면 약을 한 달 치 빼달라고 하는 경우가 많다. 이유를 물으면 예전에 먹던 약이 한 달 치 남아있다고 말한다. 그 말은 이전에 처방받은 약 중에 1/3을 먹지 않았다는 얘기다. 하지만 장수하는 어르신은 전혀 다르다. 똑같이 3개월 뒤에 보자고 하면서 "약을 얼마나 드릴까요?"라고 물으면 "다 주셔야죠! 한 봉 남았습니다."라고 한다. 결론은 처방받은 약을 꾸준히 챙겨 먹으면 그만큼 관리가 잘 되기 때문에 건강하게 백수를 누릴 수 있다는 얘기다.

당뇨병 환자는 동반 질환까지 관리하다 보니 혈당강하제, 고혈압약, 이상지질혈증약 등 많은 약을 복용하게 된다. 간혹 혈압약이나 콜레스테롤약을 먹고 수치가 좋아졌으니 이제 약을 빼주면 안 되냐고 묻는 경우도 있다. 시력이 안 좋은 사람이 안경을 벗으면 잘 보이지 않는 것처럼 약을 먹어서 혈압이나 콜레스테롤 수치가 좋아졌다고 해서 약을 중단하는 것은 옳지 않다.

약을 중단하려는 이유는 대개 약을 먹으면 몸에 해롭다고 생각하는 환자가 많기 때문이다. 항암제, 항생제, 진통제 같은 약은 부작용도 있지만 안 먹을 수 없어서 어쩔 수 없이 먹는 약이다. 하지만 당뇨병약, 혈압약, 이상지질혈증약은 먹으면 먹을수록 오래 사는 약이다. 지금 40~50대인 사람들은 평균 수명이 100세에 이를 것이라고 한다. 앞으로 50년 이상을 살아야 하는데 반드시 고려해야 하는 질환이 바로 당뇨병과 동반 질환, 그리고 심혈관질환이다. 이러한 질환을 예방하고 건강을 지키는 약은 우리 몸에 해가 되지 않는다. 또한 약을 처방한 주치의는 환자의 약물 부작용을 늘 모니터링하고 있으니 안심하고 치료 약을 꾸준히 복용해야 한다.

당뇨병 완치보다
관리가 우선이다

당뇨병 진단을 받은 환자의 가장 잘못된 생각은 '이제 끝이다'라며 낙담하고 포기하는 것이다. 당뇨병은 진단받았을 때부터가 시작이다. 당뇨병은 일반적으로 췌장의 인슐린 분비 기능이 50~60% 정도 저하됐을 때 진단받는다.

당뇨병과 췌장은 어떤 관계가 있을까? 우리가 음식을 먹으면 소화 과정에서 탄수화물이 포도당으로 분해돼 혈당이 높아진다. 혈당이 낮아지려면 포도당이 세포로 흡수되어야 하는데, 포도당을 세포로 흡수시키는 역할을 췌장에서 분비되는 인슐린이 한다. 인슐린 분비가 부족하면 그만큼 당뇨병에 걸릴 위험이 높아진다.

췌장 인슐린 분비 기능은 시간이 지나면서 지속적으로 감소되는 특징이 있다. 그래서 당뇨병은 '가만히 있는 병이 아니라 진행하는 병'이라고 한다. 췌장 인슐린 분비 기능이 빨리 저하되지 않게 약을 꾸준히 복용하면서 운동과 생활 습관 조절을 잘 해주는 것이 반드시 필요하다.

당뇨병 치료의 핵심은 췌장의 부족한 능력을 잘 도와주면서 좋은 상태를 오래 지속하는 것이다. 이 모든 게 관리되어야 당뇨병이 완치되지만, 아직까지 약 하나로 치료할 수 있는 방법은 없다. 당뇨병이 완치되려면 췌장 인슐린 분비 기능이 완전히 돌아와야 하는데 이는 췌장을 이식하거나 췌도 이식을 통해서나 가능하다. 물론 현재도 끊임없이 당뇨 완치 연구가 진행되고 있지만 아직은 요원한 일이다. 그래서 당뇨병은 완치를 목표로 하는 것보다 관리에 집중해야 하는 질병이다.

한번 망가진 췌장 인슐린 분비 기능은 회복되기 어렵다

당뇨병 전단계라고 하더라도 정상 수치보다 혈당이 높다는 것은 인슐린 분비 능력도 떨어졌다는 신호다. 이때 관리를 열심히 하면 정상 혈당으로 조절할 수 있다. 하지만 한번 망가진 췌장 인슐린 분비 기능은 회복되기 어렵다. 만약 당뇨병 전단계부터 관리하지 않으면 췌장 인슐린 분비 기능은 계속 저하되고 결국 당뇨병으로 진행될 수밖에 없다. 또한 당뇨병 초기부터 관리를 철저히 하지 않으면 췌장 인슐린 분비 기능은 더 빨리 악화된다. 그래서 당뇨병은 진단받았을 때부터 시작인 것이다. 약을 먹고 혈당을 조절하든, 생활 습관을 개선하든 반드시 당화혈색소 수치를 낮춰야 한다. 그렇게 해서 혈당을 정상 수준으로 되돌리면 췌장 인슐린 분비 기능이 빠르게 저하되는 것을 막을 수 있다.

그러나 아직도 '당뇨병약을 먹으면 내성이 생긴다'거나 '당뇨병약을 먹으면 췌장 기능이 나빠진다'고 오해하는 환자가 많다. 그래서 약 먹기를 주저하는 환자도 종종 있다. 췌장 인슐린 분비 기능의 가장 큰 적은 고혈당이다. 따라서 잘못된 상식으로 당뇨병약을 먹지 않고 고혈당 상태를 방치하는 것만큼 어리석은 짓은 없다. 약을 꾸준히 복용하고 혈당을 조절하는 것이 췌장 인슐린 분비 기능을 유지하는 가장 좋은 치료법이다.

약 때문에 췌장 인슐린 분비 기능이 약해지는 것이 아니라 췌장 인슐린 분비 기능이 계속 떨어지니 약을 추가하는 것이다. 또한 약을 늘리는 것이 당뇨병약에 대한 내성 때문이라는 생각도 잘못된 것이다. 췌장 인슐린 분비 기능이 저하되고 체중이 늘면서 인슐린 저항성이 심해져 당뇨병이 나빠지는 것이지 내성이 생겨 약이 듣지 않는다고 생각하는 것은 오해다.

최근 당뇨병 치료 추세를 보면, 혈당이 많이 높거나 조절이 안된다 싶으면 당뇨병 초기라도 바로 병합요법을 써서 혈당을 빠르게 낮추는 방향으로 치료를 진행한다. 당뇨병 초기에 한 개의약을 쓰고, 나빠지면 또 다른 약을 추가하는 방식이 장기적으로봤을 때는 그리 효과적이지 않았기 때문이다. 병합치료는 췌장의 부담을 빨리 덜어줘서 췌장 인슐린 분비 기능을 보다 오래 유지할 수 있다고 알려져 있다. 그러나 이 역시도 생활 습관의 변화, 즉 식사 조절과 꾸준한 운동 없이는 쉽지 않을 것이다.

한번 망가진 췌장 인슐린 분비 기능은 다시 돌아오기 어렵지만 혈당을 정상 수준으로 도달시키면 췌장 인슐린 분비 기능을유지하면서 지낼 수 있다. 그래서 당뇨병은 초기에 열심히 관리하는 것이 매우 중요하다.

같은 약을 오랫동안 먹으면 혈당조절을 잘할 수 있는 상태가되기 때문이다. 당뇨병은 '세 살 버릇 여든까지 간다'라는 말이딱 맞는 질환이다. 처음에 잘 조절하면 향후에도 효과가 지속되어 편하게 관리할 수 있다.

인슐린 저항성 증가로 나타나는 임신당뇨병

고령 임산부가 늘어나면서 임신당뇨병 발생도 증가하고 있다. 임신당뇨병은 임신 중에 당뇨병을 처음 진단받는 경우를 말한다. 임신 전에는 당뇨병이 없었는데 임신 중에 신체적 변화로 인해서 당뇨병이 발생하는 경우가 있다. 혹은 임신 전에 원래 당뇨병이 있었는데 모르고 있다가 임신하면서 당뇨병을 진단받는 경우도 있다.

그렇다면 임신 중 당뇨병 발생 위험도가 높은 이유는 무엇일까? 임신을 하면 초기에는 혈당조절에 관여하는 인슐린 작용이 원활해서 산모의 혈당조절에 영향을 미치지 않는다. 그런데 임신 중기 이후로 넘어가면 태아가 점점 커지고, 산모의 체중이 증가하고, 전반적으로 신체 활동이 줄어든다. 그리고 태반에서 분비되는 여러 가지 호르몬 작용으로 인해서 혈당조절에 관여하는 인슐린 분비와 작용이 적절하게 이루어지기 어려운 환경이 만들어진다. 그 결과 산모가 고혈당에 노출될 위험성이 증가한다. 이런 상황을 '인슐린 저항성이 증가한다'라고 표현한다. 인슐린 저항성이 증가하는 것이 임신 중에 나타나는 대표적인 현상이다.

고위험군 산모라면 더 빠른 검사가 필요하다

일반적으로 산모는 임신 중기 이후에 인슐린 저항성이 증가한다. 그래서 24~28주에 선별검사로 50g 경구 당부하검사를 실시한다. 검사이 목적은 산모가 혈당이 상승할 가능성이 높은 환경에서 정상적인 혈당 상태를 유지할 수 있는지 알아보기 위해서다. 이때 혈당 수치가 높게 나오면 임신당뇨병이 있는지를 확인하기 위해서 100g 경구 당부하검사를 하고, 이때 확정적으로 진단한다. 또다른 방법으로는 75g 경구 당부하검사를 1회 시행하는 방법도 있다.

　모든 산모가 24주에 선별검사를 받는 것은 아니다. 임신당뇨병이 발생할 수 있는 고위험군 산모의 경우에는 최초 산전 검사 시 이를 시행할 수도 있다. 임신과 무관하게 기존에 당뇨병이 있었지만 모르고 지냈을 수 있기 때문이다. 이미 치료받고 있던 당뇨병 산모의 경우 임신 초기부터 적극적으로 혈당 관리를 하는 것이 건강한 임신 유지에 필수적이다.

그렇다면 임신당뇨병이 발생할 수 있는 고위험군의 기준은 무엇일까? 임신당뇨병 발생 고위험군은 매우 다양하다. 구체적인 기준은 아래 표와 같다. 이러한 고위험군 산모는 임신 초기에 당뇨병 검사가 필요하며 주치의와 상의해서 24주보다 초기에 실시할 수 있다.

평소에 비만이나 당뇨병 위험도가 있으면 미리 검사를 해보는 것도 좋다. 당뇨병이 있는 가임기 여성의 경우 철저하게 혈당 관

고위험군 산모는?

☐ 임신 당시 산모 나이가 많은 경우
☐ 임신 전 과체중인 경우
☐ 쌍둥이를 임신한 적이 있는 경우
☐ 4kg 이상의 거대아를 출산한 경우
☐ 과거에 임신당뇨병 진단을 받은 경우
☐ 당뇨병 가족력이 있는 경우
☐ 다낭성난소증후군을 진단받은 경우

리를 하고 임신 전에 산전 관리 검사를 먼저 해본 후 임신을 고려해야 한다.

태아와 산모 건강을 위해 혈당 관리는 필수다

임신 초기에는 태아의 장기가 완성되기 때문에 임신 초기 산모의 혈당 관리가 매우 중요하다. 만약 임신 초기에 혈당이 제대로 관리되지 않으면 태아에게 심기형이나 신경관 결손증 같은 선천성기형 위험이 증가할 수 있다. 또한 조산, 주산기 태아 사망, 거대아(출산 시 태아 몸무게가 4kg을 넘는 경우) 출산 위험도 증가하므로 임신 초기에 혈당 관리는 필수다.

임신 중에도 마찬가지다. 임신 중에 산모 혈당이 높게 유지된다면 이는 태아에게도 똑같이 전달된다. 그러면 태아 몸속에서 인슐린이 많이 분비된다. 인슐린은 태아의 성장을 촉진하기 때문에 결국 아이는 거대아가 될 수 있다. 그 상태로 분만 시 태반으로 전달되는 혈당이 갑자기 줄어들기 때문에 아이가 저혈당 쇼크에 빠질 수도 있다. 또한, 이렇게 태어난 아이는 향후 비만하거나 당뇨병 발생 위험이 증가하게 된다.

임신당뇨병은 태아뿐 아니라 산모에게도 다양한 합병증 위험을 높인다. 임신당뇨병이 있으면 양수과다증 같은 임신 합병증이 생기기 쉽다. 거대아 위험성이 증가하기 때문에 자연분만보다 제왕절개로 분만하게 될 가능성이 높다. 혈당이 높은 경우 주로 어깨가 많이 커지기 때문에 자연분만 중에서도 어깨 난산(어깨가 골반에 비해 너무 크거나 딱딱해 태아 머리가 분만되고 나서 어깨가 나오지 않아 매우 위급한 상황)의 위험성이 증가한다. 또한 임신성 고혈압이 동반되는 경우가 많아서 다양한 합병증 위험이 증가한다.

임신당뇨병 진단을 받았다면 혈당을 수시로 체크하고 정상 혈당 상태를 유지하는 것이 중요하다. 혈당을 정상 상태로 관리하기 위해서는 건강한 식단을 유지하고, 임신 주 수에 맞는 적절한 운동 요법이 필요하다. 그래도 목표 혈당이 유지되지 않으면 인슐린 치료 같은 약물 치료가 필요할 수 있다.

2형당뇨병 발생 위험이 10배 증가한다

임신당뇨병을 진단받았다면 인슐린 저항성이 증가하는 상황에 적절하게 대응하지 못한다는 것을 의미한다. 다시 말해 다른 산모에 비해서 애초에 혈당이 높은 소인을 가지고 있다는 것이다. 그렇기 때문에 임신당뇨병이 없었던 산모에 비해 향후 2형당뇨병으로 진행될 확률이 높게는 10배 이상이라고 알려져 있다.

실제로 출산 후 10년 정도 지났을 때 임신당뇨병 산모 절반은 2형당뇨병이 발생할 수 있다고 보고된다. 그래서 출산 후에 다른 증상이 없더라도 2개월 전후로 임신 당시 검사했던 것과 마찬가지로 포도당을 먹는 경구 당부하검사를 해야 한다. 출산 후에도 당뇨병이 계속 동반되는지, 혹은 새로 생겼는지 반드시 정기적인 검사를 받아야 한다.

임신 과정에서 임신당뇨병을 진단받으면 많은 산모가 좌절하고 실망하지만, 적극적으로 자신과 태아를 관리하면 좋은 태교가 될 수 있다. 실망하지 말고 혈당 관리를 위해 적극적으로 노력하는 게 필요하다.

임신당뇨병 혈당 체크 방법

임신당뇨병의 치료는 크게 약물 치료와 비약물 치료로 나뉜다. 비약물 치료에는 식사 관리와 운동이 포함된다. 많은 경우 식사 관리와 운동만으로도 혈당조절을 할 수 있고, 이것만으로 조절이 안 된다면 인슐린 치료를 받는다. 이 기준은 혈당 수치를 기본으로 하기 때문에 자가 혈당 측정이 필요하다.

인슐린 치료를 하면 혈당이 떨어지긴 하지만 저혈당 위험이 올라가기도 한다. 임신당뇨병 환자는 이전에 인슐린을 맞아보지

저혈당이 오는 경우

- 인슐린 주사 후 식사를 제때 못했을 때
- 평소보다 적은 식사량
- 평소보다 과한 운동량
- 인슐린 증량 과정 중 과한 인슐린 용량

않았던 경우가 많아서 저혈당 대처가 익숙하지 않을 수 있다. 일반적으로 저혈당이란 혈당이 70mg/dL 미만으로 떨어지면서 저혈당 증상이 나타날 때를 말한다. 증상으로는 배고픔, 식은땀, 두근거림, 손발의 힘이 빠지는 느낌 등이다. 증상이 심할 때는 빠르게 혈당을 올리는 식품을 먹어서 저혈당을 벗어나야 한다.

저혈당이 오는 경우는 인슐린 주사 후 식사를 제때 못했을 때, 평소보다 식사량이 적을 때, 평소보다 운동량이 많을 때, 인슐린 증량 과정 중 인슐린 용량이 과했을 때 발생한다. 그래서 저혈당이 왔을 때 응급 식품(주스나 사탕)을 섭취하고 15분 후에 혈당을 재서 혈당이 회복되었는지 확인하면 도움이 된다.

임신당뇨병은 24~28주에 진단되고, 분만은 40주 전후로 진행되기 때문에 진단과 치료 기간이 2~3개월로 짧다. 3개월 동안 혈당조절을 잘하는 것이 목표이므로 상태에 따라 빠르게 치료 방법을 선택하기 위해서 혈당 체크를 하는 것이 굉장히 중요하다.

집에서 혈당을 측정할 때는 손을 깨끗하게 씻고 물기 없이 손끝이 마른 상태에서 측정하는 것이 중요하다. 꼭 알코올 솜으로 소독할 필요는 없다. 손가락 끝을 채혈침으로 찔러서 피를 낸 다음에 피를 측정기에 묻히는 방식이다.

혈당은 크게 공복혈당과 식후혈당으로 나뉜다. 공복혈당은 자고 일어나서 아침에 측정하는 것을 말하고, 식후혈당은 식후 1시간 혹은 2시간 혈당을 기본으로 한다. 식후혈당은 '식사를 시작한 시간'을 기준으로 1시간 혹은 2시간째에 측정한 혈당을 의미한다.

일반적으로 목표 혈당 수치는 식전혈당과 식후 1시간 혹은 2시간 중 편한 시간대를 선택해서 측정한다. 식후 1시간 목표 혈당은 140mg/dl 미만, 식후 2시간 목표 혈당은 120mg/dl 미만이다. 혈당 체크는 하루 세끼 식후혈당을 포함해 자기 전까지 총 7번 체크한다. 혈당이 어느 정도 안정화되고 치료 방법이 정립되면 환자에 따라 횟수를 조금씩 줄여도 된다. 최근에는 연속혈당 측정기로 지속 혈당 모니터링이 가능하다.

혈당 목표 수치

- 식후 1시간 ▶ 140mg/dL 미만
- 식후 2시간 ▶ 120mg/dL 미만

→ 아침, 점심, 저녁 식사 전후, 취침 전 총 7회 체크

생활 습관, 식습관, 운동 습관으로 혈당조절이 가능하다

임신당뇨병으로 진단받으면 내분비내과 의사뿐만 아니라 당뇨병 관리 간호사와 영양사에게 교육을 받는다. 그 이유는 약물치료와 더불어 생활 습관 및, 식습관 교정, 운동으로도 혈당이 많이 좋아질 수 있기 때문이다. 실제로 임신당뇨병 환자 80%는 인슐린 약물치료 없이 운동과 식습관으로 혈당조절이 가능하다. 그래서 생활 습관과 식습관 관리를 파악해볼 필요가 있다.

간혹 "정말 먹고 싶은 음식이 있을 때 어떻게 하는 것이 좋을까요?"라고 질문하는 산모가 있다. 먹고 싶은 음식을 먹어서 하루에 한 번 혈당이 올라가는 것이 산모와 태아에게 나쁜 영향을 미치는지에 대해서는 근거가 없다. 평소에 혈당조절을 잘 해왔다면 그 정도는 건강에 크게 해롭지 않다고 본다. 심적으로 너무 염려하지 말고 먹고 싶은 음식을 먹어도 괜찮다. 다만 단순당이

나 떡볶이처럼 쌀로만 되어 있는 탄수화물 부하가 높은 음식을 반복해서 먹는 것은 자제하는 것이 좋다.

마지막으로, 운동을 하면 혈당이 매우 잘 떨어진다. 임신당뇨병일 때 운동을 어떤 강도로 해야 하느냐에 대한 연구는 그리 많지 않다. 중등도 강도로 일주일에 150분을 추천하기도 하고, 조금 짧은 강도로 식후에 운동하기를 추천하기도 한다. 임신당뇨병 환자는 다른 때보다 주로 식후혈당이 높아지는 특성이 있기 때문이다. 식후에 나눠서 짧은 운동을 하는 것이 하나의 방법이 될 수 있다.

일상에서 매일 할 수 있는 운동으로 실내 자전거가 있다. 산모의 배가 많이 나오기 전까지는 무리 없이 탈 수 있고 혈당이 잘 떨어지는 유산소 운동이어서 도움이 된다. 실내 자전거 기구가 없는 경우 누워서 다리 들고 자전거 페달을 밟는 듯 다리를 움직이는 하늘 자전거 운동도 좋다. 다만 조기 진통, 조기 양막파수, 자궁 경부 무력증 등으로 운동을 하기 어려운 상황이라면 운동을 하는 것이 해로울 수 있다. 이럴 때는 산부인과 주치의와 상의해서 맞는 운동을 찾는 것이 가장 좋다.

임신당뇨병의 혈당 관리 첫걸음은 혈당 측정이다. 환자가 적극적으로 혈당을 측정하면서 관리하기를 권한다. 앞서 말했듯이 생활 습관 및 식습관 조절, 운동만으로도 혈당조절이 잘 되는 환자가 80%이다. 여기에 더해 필요한 상황이 되면 인슐린 치료를 받는 것이 좋다. 임신당뇨병의 치료 기간은 길지 않다. 태아와 산모 모두의 건강을 위해 병원을 방문하고 최선의 치료를 받는 것이 필요하다.

당뇨병 환자의 여행,
이렇게 준비하자

Q1. 당뇨인도 여행을 떠날 수 있을까요?

당뇨병이 있다고 해서 여행하지 못하거나 많은 제약이 있을 거라고 생각하지는 않아도 된다. 여행을 떠나기 전 건강 상태를 확인하고, 혈당조절의 정도가 여행을 하는 데 문제가 없는지 체크하고, 여행을 계획하기 전 주치의와 상

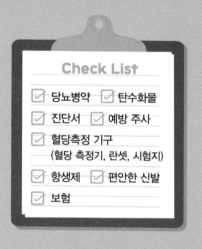

의한다면 얼마든지 즐거운 여행을 즐길 수 있다. 여행 전 반드시 확인해야 하는 체크리스트까지 잘 챙긴다면 건강한 사람 못지않게 알찬 여행이 될 것이다.

무조건 당뇨병약이다. 당연한 말 같지만 여행 중 당뇨병약을 복용하지 못해 혈당이 올라가는 경우가 적지 않다. 이외에도 정확한 병명과 현재 질병 상태, 처방명을 포함한 영문 진단서가 있다면 외국에서 진료가 필요할 때 도움이 된다.

필요 시 당분을 공급할 수 있도록 탄수화물 식품을 챙기는 것도 중요하다. 만약 운전 중 저혈당이 오면 15g의 당질을 오렌지주스나 사탕으로 보충한다. 혈당을 자주 측정할 수 있도록 혈당측정기, 바늘, 시험지 등을 부족하지 않게 넉넉히 챙기는 것도 중요하다. 보통 예상되는 양보다 두 배 정도 챙기길 권고한다.

당뇨인이라고 해서 특별히 더 맞아야 할 예방주사가 있는 것은 아니지만 출국 전 예방주사가 권고되는 국가에 갈 때는 잊지 않고 맞도록 한다. 질병관리청에서 제공하는 홈페이지 '해외감염병NOW'에 접속해서 여행지를 입력하면 필요한 예방접종 정보를 알 수 있으므로 참고하도록 한다.

신발 준비에도 신경을 써야 한다. 당뇨인은 발에 상처가 나지 않도록 조심하는 것이 매우 중요하다. 이를 위해 평소 신던 편안한 신발을 신는 것이 가장 좋다. 맨발로 다니거나 슬리퍼를 신으면 발에 상처가 잘 날 수 있으니 피해야 한다.

현재 가입된 보험이 해외에서도 유효한지 알아보는 것도 필요하다. 보장 범위가 어떻게 되는지 확인해보고 필요하다면 당뇨병을 포함하는 여행자 보험을 알아보는 것이 도움이 된다.

하지만 새롭게 당뇨병을 진단받았거나 최근 혈당조절이 되지 않는 경우는 안정화될 때까지 여행을 연기해야 한다. 만약 최근에 망막 레이저 치료를 받았거나 망막 상태가 불안정하다면 기체 내의 저산소, 저기압 상태가 질환을 악화시킬 수 있으니 주의가 필요하다. 또한, 이 경우 너무 높은 산에 올라가는 것도 문제가 될 수 있으니 피하는 것이 좋다.

Q3. 여행 중에 당뇨병약은 어떻게 챙겨야 할까?

경구혈당강하제는 여행 일정에 맞게 평소대로 복용하면 되는데 하나 유의해야 하는 것은 설폰요소제다. 설폰요소제는 몸에서 인슐린을 잘 분비시키는 작용을 하므로 잘못하면 저혈당이 발생할 수 있다. 그래서 식사 간격이 너무 길면 그사이에 저혈당이 발생할 수 있으니 유의해야 한다.

해외여행을 동쪽으로 갈 경우에는 시간이 빨라지므로 약 복용 간격이 짧아진다. 따라서 체내 약의 농도가 더 올라간다. 이에 따른 저혈당 위험이 높아지므로 1회분의 경구약을 건너뛰는 것이 도움이 될 수 있다. 반대로 서쪽으로 가면 시간이 느려지므로 중간에 약을 추가 복용해야 할 수 있으니 주치의와 여행 전 상담하는 것이 필요하다.

약을 수하물로 보내면 도착하지 않는 일이 더러 있으므로 당장 먹어야 하는 약은 본인이 꼭 가지고 비행기를 타는 것이 중요하다. 기내 음주는 저혈당이 생길 수 있으니 피해야 한다. 만약 현지에서 병원을 간다면 혈당 단위가 mg/dL인지 mmol/L인지 유의하자. 무엇보다 함께 여행 가는 사람이 있다면 자신이 당뇨병이 있다는 것과 저혈당 증상에 대해 미리 알리고 문제가 생겼을 때 도움을 받는 것이 좋다.

Q4. 인슐린 치료를 받는 환자도 해외여행을 할 수 있을까?

현재 인슐린 치료를 받고 있다면 가장 먼저 자신이 여행이 가능한 상태인지 여행 전 주치의와 상담해야 한다. 인슐린 치료를 받는 환자 중에서 혈당조절 상태가 매우 나쁘거나 빈번하게 저혈당이 발생한다면 문제가 될 수 있다. 이런 환자는 해외여행을 할 경우 여행지에서 문제가 생길 위험이 크고 심하면 현지 병원에 입원하는 사태가 벌어질 수 있다. 그러니 임의로 여행을 결정하지 말고 반드시 여행 전에 주치의와 상담한다.

두 번째는 본인이 맞고 있는 인슐린 종류와 용량에 대해 정확하게 이해하는 것이다. 성분은 똑같지만 한국에서 사용하는 인슐린 상품명과 외국에서의 상품명이 다를 수 있다. 정확한 성분명, 인슐린 단위, 맞는 시간을 기록해 준비한다.

세 번째로는 비행기를 탈 때 인슐린을 지참하는 것이다. 기내에 반입할 때 문제가 되지 않으려면 인슐린 사용자라는 것을 밝힐 수 있는 의사 소견서, 영문 소견서, 처방전 등을 준비하는 것이 좋다. 또한 여행지에서 인슐린을 구할 수 없는 상황에 대비해 인슐린을 여유 있게 챙긴다. 마지막으로 당뇨병 환자 인식표는 여행이 아니더라도 항상 가지고 있는 것이 좋다.

인슐린 치료를 하는 환자는 여행 기간 중에 인슐린을 끊고 먹는 약으로 대체하기를 원하는 경우가 많다. 하지만 인슐린 치료 중인 환자는 경구약만으로는 혈당 관리가 불충분한 경우가 많다. 따라서 여행지에서도 가급적 인슐린 치료를 할 것을 권장한다. 특히 1형당뇨병 환자는 생존을 위해 인슐린 치료가 반드시 필요하므로 경구약으로 변경이 불가능하다.

Q5. 여행 시에는 인슐린을 어떻게 보관해야 할까요?

통상적으로 인슐린은 4도 정도 되는 냉장고에 보관하고, 개봉해서 사용하고 있는 인슐린은 상온 보관하지만 24도의 실온에서 1개월 정도는 큰 변질 없이 사용할 수 있다. 30도 이상의 고온 지역을 여행하면 비행기에 탑승할 때 아이스백 같은 것이 들어 있는 냉각 지갑을 이용하고 직사광선에 노출되지 않도록 하는 것이 중요하다. 또한 수하물로 인슐린을 보내면 수하물을 보관하는 곳의 온도가 명확하지 않기 때문에 변질 우려가 있다. 그러니 인슐린은 반드시 기내에 가지고 탑승할 것을 권장한다.

8시간 이상 장시간 비행기를 탈 때 가장 중요한 것은 자가혈당측정기를 지참하는 것이다. 혈당을 측정해보면서 인슐린은 스케줄대로 맞도록 한다.

해외여행을 하면 시간 차이가 발생하게 되는데, 시차에 따른 인슐린 사용 방법은 어떻게 될까? 시차가 3시간 미만인 나라로 여행할 경우에는 평소대로 사용하면 된다. 대부분의 경우 여행지의 시간에 맞춰서 인슐린 주사를 맞는다. 보통 아침에 인슐린 주사를 맞는 사람은 여행지에서 아침이 왔을 때 인슐린 주사를 맞는 것이 좋다.

만약 서쪽으로 해외여행을 가면 시간이 느리게 가므로 현지에 도착해서 아침에 인슐린 주사를 맞으면 한국에서 맞던 시간 간격에 비해 조금 늘어나게 된다. 이때는 인슐린 용량을 10% 정도 올리거나 혈당이 괜찮다면 동일한 용량을 맞아도 된다.

반대로 미국이나 유럽같이 동쪽으로 해외여행을 가는 경우에는 시간이 조금 당겨져서 현지의 아침이 됐을 때 인슐린 주사를 맞으면 한국에서 맞았던 시간과 겹치게 된다. 환자마다 상황이 다르기 때문에 주치의에게 여행지를 얘기하고 어떤 식으로 인슐린 주사를 맞을지 상의하는 것이 가장 바람직하다.

Q6. 여행 시 식사는 어떻게 해야 할까요?

마지막으로 식사에 대해 이야기해보자. 비행기 안에서는 여러 번 음식이 나오고 오랜 기간 좌석에 머물러 있는 경우가 있으므로 저혈당보다는 고혈당이 나타날 가능성이 높다. 가능하면 출발 전 당뇨식으로 신청해서 먹고 불가능하다면 비빔밥을 선택하는 것도 방법이다. 물론 치킨이나 스테이크도 섭취할 수 있지만 주스, 콜라, 사이다 등 탄산음료는 혈당이 많이 오르기 때문에 피해야 한다. 1~2시간마다 스트레칭을 하는 것도 필요하다.

단체여행을 가면 본인만을 위해서 정해진 시간에 식사하는 것이 어렵다. 이럴 때는 여행 중 저혈당이 발생할 수 있으므로 사탕을 준비하는 것도 중요하다. 저혈당이 발생하면 의식을 잃거나 응급 상황이 발생할 수 있다. 저혈당 예방을 위해서 공복혈당은 120~130mg/dL 식후혈당은 200mg/dL 정도 선으로 맞추는 것이 나을 수 있다. 반대로 여행할 때는 오랜만에 과식을 해서 고혈당이 발생할 수 있으니 주의하고 음주는 되도록 피하는 것이 좋다.

인슐린 치료 중인 당뇨인이 해외여행을 간다면 반드시 챙겨야 할 것은 네 가지로 정리할 수 있다. 첫 번째는 인슐린, 두 번째는 자가혈당측정기, 세 번째는 저혈당 대비 사탕이나 포도당 캔디, 마지막으로 영문 처방전 또는 영문 의사 소견서를 지참한다. 준비 과정만 철저히 한다면 인슐린을 가지고 여행하는 것은 큰 장벽이 아니다. 여행 계획을 세우는 데 한 가지 항목을 더 추가한다고 생각하고 즐겁게 여행을 떠나보자.

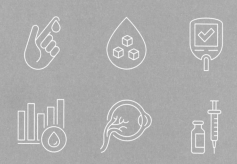

2장

당뇨병이 두려운
이유, 합병증

당뇨병이 가장 두려운 이유는

관리하지 않으면 누구에게나

치명적 합병증이 생길 수 있기 때문이다.

관리만이
합병증 예방의 지름길

당뇨병이 있더라도 혈당, 혈압, 콜레스테롤, 체중 등 합병증 발생 위험인자의 조절이 잘 되면 건강하게 살 수 있다. 하지만 이러한 위험인자가 잘 조절되지 않고 유병 기간이 길어지면 여러 가지 합병증이 생길 수 있다. 당뇨병을 처음 진단받았다고 해서 합병증 문제에서 안심할 수 있는 것은 아니다. 혈당 검사를 꾸준히 하지 않았다면 언제 당뇨병이 생겼는지 그 시점을 정확히 모르기 때문에 당뇨병 진단 시점에 이미 합병증을 동반한 경우도 자주 있다. 당뇨병을 처음 진단받았다고 해도 의사와 상담해서 필요한 합병증 검사를 꼭 진행해야 한다.

합병증은 신체의 한 부위에만 국한되는 것이 아니라 머리부터 발끝까지, 신체 전반에 걸쳐 나타날 수 있다. 당뇨병이 가장 두려운 이유는 관리하지 않으면 치명적 합병증이 생길 수 있기 때문이다.

고혈당이 혈관과 신경을 손상시켜 합병증을 일으킨다

2015년 대한당뇨병학회가 건강보험공단의 자료를 분석한 보고서에 따르면 2형당뇨병이 있는 사람은 비당뇨인에 비해 혈관질환 발생 위험률이 훨씬 더 높은 것으로 나타났다. 당뇨인에게는 소위 중풍이라고 하는 뇌졸중(뇌경색)이 4.8배, 심근경색과 같은 허혈성심질환이 4.2배, 뇌출혈이 2.4배 더 많이 생기는 것으로 분석되었다. 이러한 질환들은 우리 몸의 큰 혈관에 동맥경화가 생기면서 나타나는 대혈관 합병증에 속한다.

뿐만 아니라 작은 혈관에 문제가 생겨 나타나는 합병증도 있다. 눈에 생기는 망막 합병증, 콩팥에 생기는 신장 합병증, 신경에 나타나는 말초신경 합병증이 대표적인데, 전체 당뇨병 환자 중에 이 세 가지에서 하나 이상의 병을 앓는 환자는 50%에 달할 정도로 많다. 2형당뇨병 환자의 1.2%는 말기 콩팥병을, 15% 이상은 망막병증을 앓고 있다.

당뇨병 환자에게 합병증이 발생하는 이유는 무엇일까? 혈당

대혈관 합병증 위험도

	2형당뇨병 환자	비당뇨병 환자	
뇌졸중(뇌경색)	295	62	4.8배
허혈성심질환 (심근경색)	248	59	4.2배
뇌출혈	41	17	2.4배

* 위에 표시된 숫자는 만 명당 발생 건수(Korea Diabetes fact sheet 2015).

이 높은 상태가 지속되면 혈관의 당분이 혈관 벽 내피세포에 늘어붙게 되는데, 이것을 '당화되었다'라고 표현한다.

문제는 당화 상태가 지속되면 세포 기능이 손상된다는 것이다. 우리 몸은 전신에 혈관과 신경이 분포되어 있다. 즉, 지속적으로 높은 혈액의 당분이 혈관 세포와 신경 세포의 기능 이상과 손상을 일으켜, 연관된 장기와 신경에 합병증이 발생한다. 혈당 수치가 나쁘면 나쁠수록 합병증도 더 일찍 발생하기 때문에 최선을 다해 혈당조절을 해야 한다. 당뇨병이 있어도 혈당조절이 잘 되면 합병증의 위험을 뚜렷이 감소시킬 수 있다.

관리만 잘되면 합병증은 예방할 수 있다

당뇨병 환자가 합병증을 예방하는 구체적인 방법은 무엇일까?

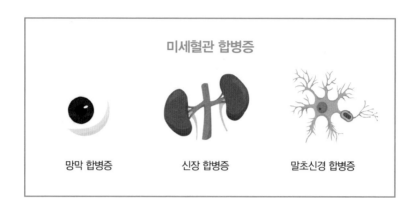

미세혈관 합병증

| 망막 합병증 | 신장 합병증 | 말초신경 합병증 |

합병증의 위험에서 벗어나는 가장 효과적이고 확실한 방법은 합병증 위험인자에 대한 관리다. 혈당 관리는 기본이고, 혈압과 LDL콜레스테롤의 수치도 반드시 조절해야 한다. 당뇨병은 혈당이 높은 질환이지만, 고혈압과 이상지질혈증을 동반하는 경우가 많고 이러한 질환이 동반된 경우 합병증 발생 위험이 더욱 높아지기 때문이다.

합병증을 예방하기 위한 일반적인 목표를 살펴보면, 혈당조절은 당화혈색소 6.5% 미만, 혈압조절은 140/90mmHg 미만이다. LDL콜레스테롤은 적어도 100mg/dL 미만으로는 조절해야 한다. 이러한 목표는 각자의 상태에 따라 개별적으로 설정하므로 주치의와 상의가 필요하다.

당뇨병 환자는 의사가 '병을 이길 수 있는 특별한 비법'을 알려

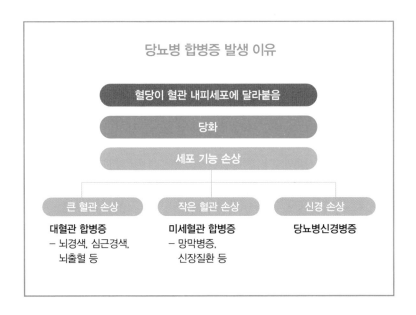

당뇨병 합병증 발생 이유

혈당이 혈관 내피세포에 달라붙음

당화

세포 기능 손상

큰 혈관 손상	작은 혈관 손상	신경 손상
대혈관 합병증 – 뇌경색, 심근경색, 　뇌출혈 등	미세혈관 합병증 – 망막병증, 　신장질환 등	당뇨병신경병증

주길 기대하기 마련이다. 하지만 쉬운 길은 없다. 원칙에 충실하면서 꾸준히 관리하는 것이 무엇보다 가장 중요하다. 첫 번째 원칙은 생활 습관을 개선하는 것이다. 꾸준한 운동, 금연, 체중 관리, 규칙적인 생활을 이어가는 것이 필요하다. 야근, 외근 등으로 규칙적인 생활이 어렵더라도 되도록 생활 습관을 잘 유지해야 한다.

잠들기 전에 10분 정도 내일 일정을 체크해보고 시간 조절을 어떻게 해야 할지 미리 계획을 세워보는 것도 도움이 된다. 특별히 시간을 내서 운동하기 어렵다면 출퇴근할 때 조금 일찍 나가서 걸어보는 등 일상에서 실천하는 노력이 필요하다. 3개월만 열심히 관리하면 좋은 습관이 몸에 배어 생활이 바뀐다. 중요한 것은 삶을 스스로 관리하려는 의지와 노력이다.

두 번째 원칙은 균형 잡힌 식습관을 갖는 것이다. 특정 음식을 극도로 제한하면서 저칼로리 음식만을 섭취하기보다는 5대 영양소를 골고루 섭취하되, 혈당을 과하게 올리는 단순당은 되도록 피한다. 이 두 가지 원칙만 잘 지킨다면 살도 빼고 당뇨병도 잘 조절하면서 비당뇨인보다 더 건강한 정신과 몸을 얻게 될 것이다.

당뇨병을 진단받고 간혹 삶이 불행해졌다고 말하는 사람이 있다. 하지만 많은 당뇨병 환자가 병에 걸리기 이전보다 더 즐겁고 행복하게 살아간다. 열심히 당뇨병 관리를 하다 보니 스스로 혈당조절에 좋지 않은 음식을 피하게 되고 꾸준히 운동하는 습관도 들여서 이전보다 활력 넘치고 건강해진 것을 느끼게 된다. 이처럼 행복을 찾는 방법은 나쁜 습관을 없애는 것에서부터 출발한다.

젊고 초기일 때 더 열심히 관리해야 한다

합병증이 무섭다는 것은 알고 있지만 당뇨병은 당장 드러나는 증상이 없고 합병증도 바로 나타나는 것이 아니라 남의 얘기처럼 멀게 느껴질 수 있다. 그래서 당뇨병 관리에 소홀해지기 쉽다. 하지만 혈당이 높을수록 그리고 혈당조절이 안 된 기간이 길어질수록 합병증 발생 위험은 매우 높아진다. 뒤늦게 합병증이 생기고 나서 열심히 관리하고 치료하려고 노력하지만 이미 손쓸수 없을 정도로 합병증이 진행된 경우도 종종 있다.

당뇨병은 진행형 질환으로 초기 관리가 매우 중요하다. 시간이 지나면 지날수록, 혈당조절이 안 되면 안 될수록 더 빨리 악화되기 때문이다. 특히 젊은 나이에 비만한 상태에서 당뇨병에 걸린 사람이라면 진단 초기에 적극적으로 체중을 감량하고 규칙적인 생활 습관과 식습관을 유지하면 정상 혈당으로 회복되는 수도 있다. 물론 당뇨병에 완치라는 표현을 쓰는 것은 어렵지만, 현재 복용하고 있는 모든 약을 끊고 정상 혈당으로 돌아갈 확률이 높은 건 사실이다.

췌장 인슐린 분비 기능은 한번 저하되면 이전의 건강한 상태로 돌아오지 않는다. 다시 체중이 늘지 않게 지속적으로 관리해 줘야 한다. 보통 당뇨병 진단 시점에 췌장 기능이 50~60%로 떨어져 있는데, 젊은 당뇨병 환자는 췌장 기능 저하가 더 심하고 더 빨리 일어나는 것으로 알려져 있다. 젊어서 당뇨병 진단을 받은 환자의 50% 이상이 2~5년 이내에 인슐린 분비능이 바닥나서 인슐린을 맞아야 하는 상태가 된다. 그러므로 당뇨병은 건강하고, 젊고, 초기일 때 열심히 관리해야 한다.

조용한 합병증 당뇨병망막병증

당뇨병은 눈에 영향을 미치는 중요한 전신 질환 중 하나다. 특히 상이 맺히는 망막에 침전물이나 출혈이 생기는 망막병증을 잘 일으킨다고 알려져 있다. 망막병증을 이해하기 위해서는 눈의 구조를 알아야 한다. 우리 눈은 검은자 안쪽으로 들어가면 신경 조직인 망막이 있다. 망막에 상이 맺히면 시신경을 통해서 정보가 뇌로 전달된다. 뇌처럼 망막도 한번 손상되면 재생되지 않으며, 당뇨병으로 발생하는 당뇨병망막병증은 실명까지 유발할 수 있는 위험한 병이다.

실명 1위의 질환, 망막병증

망막은 혈관이 많이 모여있는 곳이다. 당뇨병으로 혈관에 문제가 생길 때는 신경 조직을 먹여 살리는 작은 혈관부터 서서히 장애가 발생한다. 미세혈관 장애가 점점 더 진행되면 당뇨병망막병증으로 진행된다. 당뇨병망막병증은 실명 원인 1위의 질환으로 꼽히고 있어 주의가 필요하다.

망막병증은 경증부터 아주 심각한 증식 망막병증까지 단계가 있다. 갈수록 증상이 나빠진다는 얘기다. 증상이 가벼운 단계인 경증 비증식성에서는 미세한 모세혈관이 변화하지만 점차 진행하면 좀 더 굵은 혈관까지 막힐 수 있다. 미세혈관 장애가 좀 더 심해지면 중등도 비증식성이라고 얘기하고, 그다음에 증식 단계로 넘어간다.

망막병증의 단계 : 경증 비증식성 ▶ 중등도 비증식성
▶ 중증 비증식성 ▶ 초기 증식성 ▶ 진행된 증식성

증식이라는 말은 '정상적이지 못한 혈관 조직이 자랐다'라는 것을 의미한다. 뇌와 다른 조직은 혈액순환 장애가 생기면 그대로 세포가 망가지는데 눈은 좀 다르다. 눈은 혈액순환이 나빠졌을 때 허혈 상태를 극복하려고 비정상적인 혈관을 새롭게 만들어낸다. 정상적인 혈관이 아니다 보니 이런 신생 혈관들은 잘 터져서 출혈을 일으키고 결국은 망막이 분리될 정도로 심각하게 진행된다.

환자들은 눈이 나빠지면 '망막 이식이 가능하지 않을까?'라고 단순하게 생각하지만 망막 이식은 현재로서는 사실상 불가능하다. 눈의 앞부분에 검은자를 덮고 있는 투명한 막인 각막과는 다르다. 각막 이식은 전 국민을 대상으로 대대적으로 홍보할 정도로 활성화되었지만, 눈의 신경 조직인 망막은 아직 이식이 불가능하다.

안과 검진으로만 확인할 수 있다

당뇨병 환자에게 눈의 중요성을 강조하면서 눈 검사를 권하면 대부분 "증상이 없는데 검사를 해야 하나요? 나중에 하면 안 될까요?"라고 말한다. 당뇨병 환자는 증상이 없어도 정기적인 안과 검진이 반드시 필요하다.

우리 눈의 망막 중심에는 황반이라는 곳이 있다. 크기가 1mm도 안 되는 작은 황반에 문제가 생겼을 때는 중심 시력이 떨어지기 때문에 환자가 바로 증상을 느끼게 된다. 하지만 당뇨병망막병증은 미세한 혈관에서부터 시작되기 때문에 초기에는 황반을 침범하지 않아 증상이 전혀 없다. 문제가 상당히 진행되었다고 하더라도 황반을 침범하지 않으면 특별한 증상을 느끼지 못하는 경우가 많다. 망막은 피가 나고 찢어져도 통증이 없기 때문이다. 그래서 스스로 확인이 불가능한 질환이 바로 당뇨병망막병증이다. 오로지 안과 검진으로만 확인이 가능하므로 정기적인 검사가 매우 중요하다.

한편, 급하게 병원을 찾아야 하는 응급한 상황도 있다. 갑자기 망막에 출혈이 생기면 시야가 마치 머리카락을 풀어놓은 것처럼 보이거나 먹물이 날리는 것같이 느껴질 수 있다. 또 망막이 찢어지면 눈에서 불이 번쩍거린다든가 시야가 가리는 증상이 나타날 수 있다. 망막병증이 특정 단계로 진행되면 황반이 부어 시야의 중심부가 흐려 보이는 시력 저하가 나타난다. 이런 증상이 있을 때는 빨리 안과를 찾아 적절한 검사와 치료를 받아야 한다.

한 가지 더, 우리는 매일 두 눈을 뜨고 지내기 때문에 한쪽 눈의 시력이 떨어지는 걸 빠르게 알아차리기 어렵다. 눈은 온종일 일하는 기관이다 보니 시력 저하가 없어도 피로감이나 노안 증상으로 여기고 가볍게 넘기기도 한다. 당뇨병 환자는 매일 아침에 일어나면 한쪽 눈을 가리고 시력 변화를 체크하는 습관을 가져야 한다. 시야가 흐리거나, 사물이 틀어져 보이거나, 검게 가리는 증상이 나타난다면 바로 안과 진료를 보는 게 중요하다.

다양한 안眼질환에 영향을 미치는 고혈당

당뇨병망막병증 외에도 당뇨병이 영향을 미치는 안질환은 또 있다. 바로 백내장이다. 백내장은 젊은 연령층에서 흔하게 나타나는 질환은 아니지만 당뇨병이 있으면 40세 미만의 젊은 나이에서도 백내장 발병률이 5배 넘게 증가한다. 백내장은 고혈당에 빠르게 반응하기 때문이다. 망막병증은 고혈당이 지속되면서 점진적으로 천천히 진행되지만 백내장은 수개월 만에도 빠르게 진행될 수 있다.

당뇨병으로 장기간 혈액순환에 장애가 생기면 '신생혈관녹내장'이라고 예후가 더 나쁜 녹내장이 발생할 수 있다. 나중에는 시신경까지 손상되어 시력이 떨어지거나 실명에 이르는 시신경병증이 생길 위험도 있다. 눈을 움직이는 6개의 근육은 3개의 뇌신경이 지배한다. 당뇨병 때문에 혈액순환 장애가 생기면 뇌신경에도 문제가 발생하면서 갑자기 마비 사시가 생길 수 있는데 이때 사물이 2개로 보이는 복시현상이 생기기도 한다.

이처럼 복잡한 안질환으로 진행되는 것을 막기 위해서는 무엇보다 혈당조절이 중요하다. 혈당조절이 당뇨병망막병증 진행을 억제하는 데 중요하다는 것은 지난 수십 년간 많은 연구 결과로 증명되었다. 하지만 병의 진행 단계가 일정 단계를 넘어서면 안과적 치료 없이 혈당조절만으로 호전을 기대할 수 없다. 또한 안과적인 치료가 시작될 시기를 놓치면 되돌리기 힘들기 때문에 정기적인 검사로 안질환에 대한 모니터링을 꾸준히 해야 한다. 물론 치료와 함께 혈당조절과 전신적인 위험인자 관리를 지속해야 한다. 합병증을 일으키는 가장 중요한 요인은 고혈당이지만 최근에는 혈당 기복이 심한 것도 합병증 유발의 주요인으로 꼽히고 있다. 그러므로 혈당이 큰 기복 없이 안정적으로 유지되도록 관리하는 노력이 필요하다.

치료가 끝이 아니다

과거에는 환자가 망막병증의 증식 단계에 도달하면 실명 위험을 줄이는 치료로 제일 먼저 레이저 치료를 떠올렸다. 레이저 치료는 혈액순환 기능이 상대적으로 떨어진 주변부 망막을 제거하여 시력에 중요한 중심부를 살리는 치료다. 물론 지금도 레이저 치료는 매우 중요한 치료법이다. 하지만 요즘은 신생혈관이 만들어지는 것을 억제하는 약물을 직접 주입하는 주사 치료와 약물 치료 등 다양한 치료법이 개발되어 좀 더 다양한 치료를 할 수 있는 환경이 되었다. 필요한 경우 망막 수술을 시행하기도 하며, 이제는 수술받는 것이 절망적인 최후의 단계라고 보지 않는다.

그렇지만 가장 중요한 목표는 치료가 필요한 단계까지 증상이 악화되는 것을 최대한 늦추는 것이다. 이를 위해 정기점진, 혈당 관리, 위험인자의 지속적인 관리가 선행되어야 한다. 안과 치료로 망막병증의 진행을 늦추더라도 선행 관리가 이루어지지 않으면 혈관은 언제라도 또 막힐 위험이 있다.

당뇨병을 완치가 아닌 꾸준히 관리하는 병이라고 생각하는 것이 중요하다. 치료 후 전신 관리가 미흡하면 나빠진 혈관을 끊임없이 쫓아다니며 치료를 반복해야 한다. 이런 악순환이 반복되지 않도록 지속적인 모니터링과 관리가 필요하다는 것을 명심해야 한다.

예방이 우선인
당뇨병신장질환

당뇨병 합병증은 크게 대혈관 합병증과 미세혈관 합병증으로 나뉘는데, 당뇨병신장질환은 미세혈관 합병증에 해당한다. 약 10cm 크기인 신장은 우리 몸의 좌우에 하나씩 존재하는 장기인데, 왜 신장질환을 미세혈관 합병증이라고 하는 것일까?

신장 하나에는 아주 작은 모세혈관이 실타래처럼 엉켜 있는 사구체가 좌우 100만 개씩 있다. 이 사구체가 여과기 역할을 해서 우리 몸에 꼭 필요한 성분은 재흡수하고, 노폐물과 여분의 수분은 소변으로 배설한다. 당뇨병신장질환은 사구체 내의 모세혈관이 손상되면서 생긴다.

그 과정에서 단백뇨가 생기고 신장의 여과 기능이 감소하면 몸에 노폐물이 쌓인다. 이 노폐물이 축적되면 생명 유지가 어려워지고 투석이 필요하게 된다.

치료보다는 예방이 최선이다

당뇨병, 고혈압, 사구체신염은 말기 신부전을 유발하는 가장 큰 원인이다. 1980년대만 하더라도 사구체신염이 가장 흔한 원인이었는데 최근에 당뇨병 환자가 크게 증가하면서 말기 신부전의 50%가 당뇨병으로 인해 발생하고 있다. 국내 역학 데이터를 보면 당뇨병 환자 중에 사구체 여과율이 떨어져 있거나 미세 단백

우리나라 말기 신부전 주요 원인

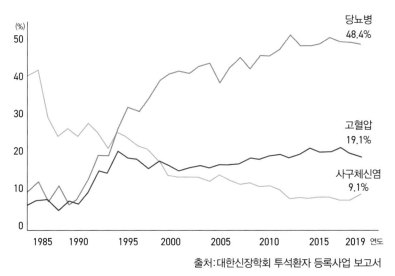

출처:대한신장학회 투석환자 등록사업 보고서

뇨(알부민뇨)가 나오는 등 신장 합병증이 있는 사람은 30%에 이르는 것으로 나타났다. 특히 최근에는 다른 합병증에 비해서 신장 합병증 유병률이 증가하는 추세다.

당뇨병이 있는 경우 신장질환이 잘 생기는 이유는 무엇일까? 높은 혈당이 지속되는 경우, 고혈압 또는 이상지질혈증이 조절되지 않는 경우, 흡연하거나 과체중, 특히 복부비만일 때 당뇨병 신장질환 위험이 큰 편이다. 이러한 위험 인자를 미리미리 교정하면 당뇨병신장질환을 예방하고 진행을 늦출 수 있다.

당뇨병신장질환을 예방하려면 철저하게 혈당을 조절하고, 혈중 지질농도를 정상으로 유지해야 한다. 혈압을 정상 수치로 유지하는 것도 매우 중요하다. 또한 신장에 무리를 주는 약물을 조심하고 항상 건강한 음식을 섭취한다. 흡연도 신장질환의 주요한 위험 인자이므로 금연은 필수다.

당뇨병신장질환은 합병증이 생긴 이후에 치료하는 것보다는 예방이 최선이다. 조절할 수 있는 위험인자를 개선하고 꾸준히 관리하면 신장질환을 예방하고 진행을 지연할 수 있다. 방치하고 관리를 미루면 당뇨병신장질환으로 빠르게 진행될 위험이 있다는 걸 명심해야 한다.

그럼에도 당뇨병신장질환이 발생했다면 두 가지 사항은 반드시 따르도록 한다. 첫째, 식단을 조절해서 다양한 영양소를 골고루 섭취한다. 단백질을 과도하게 섭취하면 신장에 부담을 줄 수 있으니 주의해야 한다. 과거에는 단백질을 무조건 적게 먹도록 권했지만, 최근에는 단백질 섭취를 과도하게 제한하는 것이 좋지 않다는 데이터들이 많이 나오고 있다. 단백질은 적당량 섭취하는 것이 좋으며, 자신의 몸무게를 기준으로 1kg당 0.8g의 단백질을 섭취하도록 권하고 있다. 예를 들어, 몸무게가 60kg이라면 하루에 48g의 단백질을 섭취하는 것이 좋다.

둘째, 신장 기능을 최대한 보존하기 위해 단백뇨를 줄이는 약이나 신장에 무리가 가지 않는 약을 복용한다. 더불어 소염제, 진통제, 항생제의 섭취는 특별히 조심해야 한다. 신장에 좋다는 음식, 각종 건강보조식품을 섭취하고자 할 때는 반드시 주치의와 상의해서 필요한 것만 섭취해야 한다.

정기적인 검사는 필수다

소변에 거품뇨가 보이거나, 얼굴이나 손발이 붓는 부종이 생기거나, 평소보다 혈압조절이 안 되거나, 식욕부진이나 구토 같은 요독 증상이 나타난다면 당뇨병신장질환을 의심할 수 있다. 안타깝게도 일부의 환자에서는 이러한 증상이 나타났을 때 이미 말기신질환 상태여서 치료가 어려운 경우도 있다. 그러므로 당뇨병신장질환은 증상 발현 전에 정기적인 검사로 확인하는 것이 중요하다. 특히 신장질환의 초기에는 아무런 증상이 없기 때문에 1년에 한 번씩은 소변검사와 혈액검사를 통해서 신장질환의 유무를 확인하는 것이 필수다. 형태학적으로 문제가 있는지 보기 위해서 복부 초음파 검사를 하는 것도 도움이 된다.

혈액 검사를 하면 신장 기능을 측정하는 크레아티닌 수치와 사구체여과율 값을 알 수 있다. 이 값에 따라서 신장 합병증 단계를 5단계로 나눈다. 소변 검사로는 알부민뇨, 즉 단백뇨 정도를 측정한다. 이때 알부민뇨가 미세한지 과도한지에 따라 신장 합병증 정도를 3단계로 분류한다. 사구체여과율이 60mL/min/1.73m^{2}미만인 경우, 또는 알부민뇨가 30mg/g 이상인 경우 당뇨병신장질환이 있다고 얘기한다.

또한 당뇨병신장질환은 망막병증과 관련이 깊다. 두 질환 모두 미세혈관 합병증이라는 공통점이 있기 때문에 신장질환이 있으면 망막합병증이 없는지 반드시 검사를 해봐야 하고 망막병증이 있는 경우 신장질환이 없는지 확인해봐야 한다.

결국 당뇨병신장질환은 정기적인 검사와 관리로 예방하는 것이 최선이다. 방치하고 미루지 말고 적극적인 혈당조절과 혈압,

이상지질혈증 관리를 기본으로 생활 습관과 식습관까지 개선한다면 충분히 예방할 수 있다. 한편, 당뇨병과 고혈압 치료제가 발전하면서 당뇨병신장질환의 진행을 늦출 수 있는 약들도 개발되었다. 고혈압이 있을 때, 단백뇨가 많이 나오는 경우라면 전문의의 진료로 이러한 약들의 사용이 필요한지 확인해야 한다.

가장 흔한 합병증
당뇨병신경병증

당뇨병 환자 중에는 저녁에 갑자기 양쪽 발이 화끈거리거나 시리거나 저리다고 호소하는 이들이 있다. 이때 당뇨병을 진료하는 주치의를 찾지 않고 정형외과나 신경과에 가서 진료를 받는 경우가 많다.

저녁에 발이 불편해지는 증상은 당뇨병을 오래 앓은 환자뿐 아니라 당뇨병 초기 환자에게도 종종 나타난다. 보통 야간에 증상이 심해지고, 양쪽 발끝에서부터 대칭적으로 나타나며, 쉴 때 나타나는 것이 특징이다. 원인은 혈관과 신경이 손상되어 나타나는데, 이를 당뇨병신경병증 혹은 당뇨병말초신경병증이라고 한다. 고혈당으로 인해 혈관이 병들면 혈관이 좁아지거나 사라

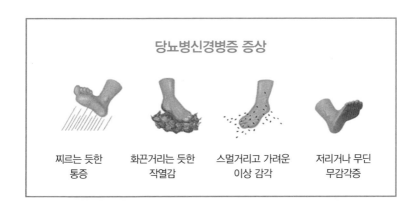

당뇨병신경병증 증상

찌르는 듯한
통증

화끈거리는 듯한
작열감

스멀거리고 가려운
이상 감각

저리거나 무딘
무감각증

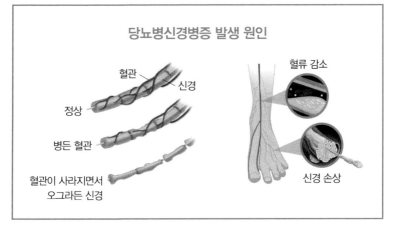

당뇨병신경병증 발생 원인

혈관
신경
정상
병든 혈관
혈관이 사라지면서
오그라든 신경
혈류 감소
신경 손상

지면서 신경이 오그라든다. 그로 인해 혈류가 감소하고 신경이 손상돼 당뇨병신경병증이 발생한다. 당뇨병신경병증이 나타날 때는 먼저 당뇨병을 진료하는 주치의를 찾아 정확한 진단을 받아야 한다.

혈당조절이 안될 때 가장 흔하게 오는 합병증

한국의 당뇨병 환자를 대상으로 당뇨병신경병증의 유병률을 조사한 결과가 있다. 대한당뇨병학회 산하 신경병증연구회에서 종합병원과 대학병원급에 내원한 환자를 대상으로 당뇨병신경병증의 유병률을 조사한 결과, 30~50%의 유병률을 보이는 것으로 나타났다. 국민건강보험공단에서 2006~2015년까지 10년간 유병률 추이를 조사한 결과 다행히도 조금씩 감소하는 추세라는 것이 나타났다. 추세는 감소했지만 아직까지 유병률은 20~27%

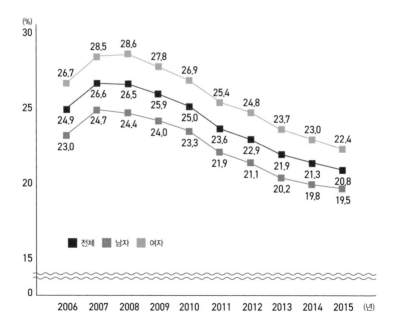

최근 10년간 당뇨병신경병증 유병률 추이

에 이른다. 즉, 당뇨병 환자 3~4명 중 1명이 당뇨병신경병증을 앓고 있는 것이다.

흔히 혈당조절이 잘 안될 때 혈관 합병증을 걱정한다. 특히 신장, 눈, 신경 합병증을 꼽는데 이중에서 가장 흔한 것이 당뇨병신경병증이다. 당뇨병신경병증은 고혈당이나 산화스트레스로 인한 신경세포 손상이 원인이므로 혈당조절만 잘 되면 증상이 나타나지 않는다.

그렇다면 당뇨병신경병증에 걸리면 어떤 문제가 발생할까? 첫 번째 문제는 삶의 질이 떨어진다는 것이다. 당뇨병신경병증은 저리거나, 화끈거리거나, 시리거나, 콕콕 쑤시는 증상이 양쪽 발에서부터 시작된다. 주로 밤에 심해지기 때문에 잠을 설치게 되어 수면의 질이 떨어진다. 그로 인해 피로를 느끼고 사회생활에 지장이 생기므로 삶의 질까지도 영향을 미치게 된다. 심한 경우 우울증까지 발생하기도 한다.

두 번째 문제는 당뇨병신경병증이 오래 지속되면 증상이 발에서부터 종아리까지 점점 올라온다는 것이다. 발의 감각이 무뎌지면 작은 상처가 나더라도 상처가 늦게 발견되고 빠르게 악화되는 것이 가장 큰 문제다. 심한 경우 족부에 궤양이 생기고, 염증이 심해지면 하지를 절단해야 하는 상황까지 벌어진다.

중요한 것은 상처가 생긴 후 절단하는 단계까지 빠르면 2~3주 만에도 진행될 수 있다는 것이다. 때문에 당뇨병 환자는 항상 주의 깊게 발을 살펴야 한다. 매일 발을 들여다보고 발톱 사이와 발바닥에 상처가 났는지 색이 변했는지 자주 확인하는 게 좋다. 뜨거운 물에 발을 담글 때는 반드시 손으로 물의 온도를 확인한 다음에 발을 담그는 게 중요하다. 환자 중에는 발톱을 깎다가 상처가 나고 이 부위가 감염되어 발을 절단하는 경우도 종종 있다. 발톱을 깎을 때는 주의하고 상처를 잘 관리하도록 해야 한다.

당뇨병신경병증은 병원에서 비교적 간단한 검사로 진단할 수 있다. 만약 이상 증상이 나타날 때 혼자 걱정하지 말고 주치의와 상의해 진단을 의뢰하는 것이 좋다. 통증을 완화하는 약은 많이 개발되어 있으니 처방받아 사용하면 된다. 가장 중요한 것은 혈당조절이다. 통증을 완화하는 약을 복용하면서 꾸준히 혈당 관리를 하는 것이 필요하다.

당뇨병신경병증 진단 방법

10g 모노필라멘트 검사   진동각 검사   발목반사 검사

다양한 증상을 동반하는 당뇨병자율신경병증

당뇨병자율신경병증은 당뇨병 환자들에게 매우 흔하고 다양한 증상으로 나타나지만, 많은 환자가 당뇨병의 합병증인지조차 모르는 경우가 많다. 신경이란 감각을 느끼고 사지 운동과 관련된 신호를 전달하는 것으로 알고 있지만 자율신경계는 이러한 신경의 개념과는 다소 차이가 있다.

우리가 생명을 유지하기 위해서는 노력하지 않아도 몇몇 장기가 자동으로 운동하며 기능을 조절해야 한다. 심장박동, 호흡, 소화, 배변 및 배뇨 활동 같은 것들이 여기에 포함된다. 이런 활동을 조절하는 것이 자율신경계다. 당뇨병으로 인해서 자율신경계에 이상이 발생하는 것을 당뇨병자율신경병증이라고 한다.

생존에서 가장 중요한 심혈관자율신경병증

심혈관자율신경병증의 가장 흔한 증상은 기립성 저혈압이다. 자다가 일어났을 때, 앉았다가 일어섰을 때, 이밖에 자세 변화 시 어지러우면서 눈앞이 캄캄해지는 것이 심장과 혈관 계통의 합병증에서 가장 흔한 증상이다.

심장박동은 자세 변화나 운동 강도에 따라서 다양하게 변화한다. 당뇨병으로 자율신경계에 이상이 발생하면 심장박동 조절이 원활하지 않게 되어 자세 변화 시 뇌로 가는 혈류가 일시적으로 감소한다. 그로 인해 심한 어지럼증과 눈앞이 캄캄해지는 증상이 발생하는데 특히 밤에 화장실을 가다가 갑자기 어지러움을 느끼고 넘어져서 골절 같은 부상을 입는 경우도 종종 있다.

또 다른 증상은 심장박동 수가 비정상적으로 증가하는 빈맥이다. 누웠을 때 심장박동은 안정적으로 뛰어야 정상이다. 하지만 빈맥인 경우 심장박동 수가 비정상적으로 증가한다. 빈맥 역시 심장과 혈관 계통의 합병증에서 흔하게 관찰되는 증상이다.

심혈관자율신경병증 진단과 치료

보통은 환자가 말하는 증상만으로 진단이 가능하다. 그러나 가끔 뇌졸중, 협심증, 심부전, 부정맥같이 의사의 진단과 치료가 반드시 필요한 질환이 동반되는 경우가 있어서 진료 후 정확한 진단이 가장 중요하다. 가끔 급사와 관련된 질환이 있는 경우가 있어서 확인하는 것도 필요하다. 스스로 단순한 기립성 저혈압이라고 진단하고 간과하지 말아야 한다.

심혈관자율신경병증의 치료는 첫째, 예방이 가장 중요하다. 자율신경을 인위적으로 조절한다는 것 자체가 쉽지 않고 일부 사용 가능한 약제의 경우 득보다 실이 클 때가 많아서 선뜻 처방하기가 어렵다. 이미 복용하고 있는 고혈압약 중에서 기립성 저혈압을 악화시키는 약이 포함됐을 수도 있으니 주치의와 상의해서 약을 적절하게 감량하는 것도 중요하다. 하지만 그 어떤 치료보다 혈당을 조절하는 예방이 가장 중요하다.

두 번째로 자세를 바꿀 때 천천히 움직이면서 증상이 발생하지 않도록 하고 탈수를 일으킬 수 있는 상황을 피하는 것이 좋다. 더운 날씨에 과격한 운동은 줄이고, 탈수를 예방할 수 있도록 수분을 충분히 섭취한다. 무엇보다 어지러움으로 인해 다치지 않도록 사고를 미연에 예방하는 것이 중요하다. 증상이 발생했을 때는 움직이지 말고 주변에 고정된 물건을 잡고, 자세를 유지해서 크게 다치지 않도록 대처한다.

당뇨병 환자의 보호자는 혹시 모를 상황에 대비해 심폐소생술을 배워두는 것도 필요하다. 심혈관자율신경병증이 심해지면 갑자기 심장마비가 올 수도 있다. 곁에 있던 보호자가 즉시 심폐소생술을 하면 환자의 목숨을 구하는 데 큰 역할을 할 수 있다. 가족과 이웃의 안전을 위해서 심폐소생술을 배우는 것은 큰 도움이 된다.

소화불량, 변비를 일으키는 위장관자율신경병증

실제로 당뇨병 환자가 소화기계에 관해서 호소하는 가장 흔한 증상이 변비다. 당뇨병 합병증인지 모르고 의사와 상의하기보다 민간요법을 쓰거나 변비약을 먹는 환자가 많다. 문제는 당뇨인의 변비와 비당뇨인의 변비는 양상이 다르다는 점이다. 위장관자율신경병증으로 변비를 심하게 앓다가 갑자기 설사로 급변하기도 한다. 어르신의 경우 이불에 실수를 하는 일도 있다. 그래서 당뇨병 환자에게 변비가 있을 때는 주치의와 상의해서 적절한 약을 처방받는 게 중요하다.

변비와 설사 증상 외에 특정 음식을 먹으면 소화가 안 되고, 조금만 먹어도 배가 부르고, 가스가 차는 증상도 있다. 이 증상은 당뇨병이 조금 더 진행된 이후에 발생하는 경우가 많다. 당뇨병이 10년 이상 오래된 경우 위장 마비 증상까지 나타나서 심한

울렁거림과 구토로 몇 날 며칠 식사를 못 하다가 응급실에 오는 경우도 있다. 소화가 안 되고 힘들다면 꼭 의료기관의 도움을 받는 것이 좋다.

당뇨병 환자가 내시경을 받을 때는 소화 문제로 더 길게 금식해야 할 때도 있다. 당뇨병으로 약을 복용하는 환자는 이런 문제가 약 때문이라고 오해하고 임의로 당뇨병약을 끊는 문제가 발생하기도 한다.

소화기계 합병증이 있는 경우 영양분의 흡수가 더뎌지다 보니 식후혈당 상승 패턴이 일반적인 당뇨병 환자와 좀 다르다. 그래서 당뇨병약의 작용 시간과 식사 후 혈당이 상승하는 시점도 달라져 식후 저혈당 같은 부작용이 발생할 수 있다. 소화불량 증상으로 식사를 제대로 못 하면 영양 불균형이 발생할 수 있고, 무엇보다 먹는 게 힘들어 삶의 질이 많이 떨어질 수밖에 없다.

위장관자율신경병증 진단과 치료

심혈관자율신경병증과 마찬가지로 위장관자율신경병증도 환자의 병력과 증상으로 진단한다. 하지만 그 전에 꼭 알아둬야 할 것은 심혈관계질환일 때도 심근경색, 뇌졸중, 부정맥을 검사로 정확하게 구분해야 하듯이 배에 문제를 일으킬 수 있는 질환이 무엇인지 정확히 알기 위해서는 위내시경, 대장내시경, 복부 초음파, CT로 복부에 문제를 일으킬 수 있는 질환이 있는지 검사를 받아보는 것이 필요하다.

소화기계 문제를 일으키는 다른 질환이 배제된 후, 당뇨병이 오래된 환자가 증상을 호소하는 경우 임상적으로 위장관자율신경병증 진단을 내린다. 당뇨병약 중 소화를 방해하는 부작용을 가진 것이 일부 있으니 증상이 심할 때는 당뇨병약을 처방한 의사와 약에 대해 상의해보는 것이 필요하다.

소화기계 합병증 역시 심혈관계 합병증과 마찬가지로 예방이 제일 중요하다. 한번 생기면 완전한 회복이 어렵기 때문에 예방하는 것이 최선이다. 증상 조절에 도움이 되는 약도 많이 있으므로 의사와 상담하고 도움을 받는 것이 좋다.

변비가 있을 때는 섬유소가 풍부한 식사를 하고, 많이 걸어서 위장 운동을 활발하게 하는 것이 도움이 될 수 있다. 반대로 위장 마비 증상이 있어서 먹었을 때 속이 좋지 않고 토하는 증상이 있을 때는 섬유소와 지방이 적은 음식을 소량 나눠서 먹는 것이 중요하다. 이런 노력으로도 호전이 없을 때 의사와 상의해서 약 복용과 다른 치료 방법을 찾는 것이 좋다.

소변보는 게 힘들어지는 비뇨기계 자율신경병증

'소변이 너무 자주 마렵다', '소변을 보고 나도 시원하지 않다', '아랫배가 빵빵한 것 같다'. 대개는 나이가 많은 남자 환자들이 이런 증상을 호소한다. 당뇨병 환자가 소변보기 힘들어지는 이유는 무엇일까?

당뇨병성 비뇨기계 자율신경병증의 증상을 이해하기 위해서는 소변이 만들어지고 배뇨가 되는 과정을 이해할 필요가 있다. 소변은 신장에서 만들어지고, 요관을 따라 내려가서 방광에 소변이 충분히 모이면 신경을 따라서 요의를 느낀다. 요의를 느끼면 곧 요도를 통해서 배뇨를 한다. 이러한 과정은 모두 자율신경계의 지배를 받는다. 비뇨기계 자율신경병증이 있는 환자는 이러한 과정 중 한두 개만 어긋나도 소변을 제대로 보지 못한다.

배뇨에 문제가 생기면 삶의 질이 떨어질 수밖에 없다. 간혹 요의 자체를 못 느끼는 환자도 있다. 본인은 요의가 전혀 없는데 응급실에서 CT나 MRI 같은 영상 검사를 했더니 방광에 소변이 1~2리터 꽉 찬 걸 확인한 후 뒤늦게 도뇨관을 넣어서 소변을 배출하는 경우도 있다.

비뇨기계 자율신경병증 진단과 치료

환자의 이야기만 들어서는 배뇨 과정 중에 어떤 문제가 있는지 판단하기가 쉽지 않다. 그래서 전문적인 진료가 필요하고, 비뇨기계 합병증도 예방이 중요하다. 무엇보다 혈당조절이 가장 중요하고 치료에 관해서는 비뇨의학과 진료를 받아 적절한 약을 처방받도록 한다. 간혹 방광에 소변이 차는 것을 느끼지 못하는 경우에는 주기적으로 자가 도뇨를 환자 스스로 혹은 보호자의 도움으로 실시해야 한다.

성별에 관계없이 많은 환자가 성기능 장애를 호소하는 경우도 있다. 성욕을 느끼는 것 역시 자율신경의 영역이다. 당뇨병이 오래되면 성욕이 줄어들고, 남성의 경우 발기부전이 흔하게 나타난다. 그래서 비아그라를 처방받고 싶다고 먼저 말하는 환자도 있다. 반면 여성은 직접 이야기하는 환자가 거의 없다. 여성 환자 역시 자율신경에 문제가 생기면 몸에서 여러 가지 분비물이 줄어드는데, 이때 질 분비물도 줄어들게 된다. 이 때문에 성교 시 통증이 생기다 보니 성관계 자체를 꺼리게 된다. 당뇨병으로 인해 생식기 주변에 염증이 잘 생겨 성관계를 꺼리는 경우도 많다. 이러한 증상이 있으면 당뇨병의 합병증이라는 걸 인지하고 의사의 도움을 받는 것도 좋다.

여러 위험인자의 콜라보
대혈관 합병증

대혈관 합병증은 뇌, 심장, 말초혈관에 발생한다. 목과 뇌의 큰 혈관에 발생하는 대혈관 합병증으로는 뇌경색이나 뇌졸중이 대표적이다. 심장에 발생하는 대혈관 합병증으로는 협심증, 심근 경색이 있다. 마지막으로 말초혈관에 발생하는 대혈관 합병증은 주로 하지동맥이 좁아지거나 막히는 경우를 의미하며, 이 경우 조금만 걸어도 다리 통증이 발생해서 주저앉거나 쉬어야 되는 증상이 있고 발끝에 상처가 발생했을 때 상처 회복이 느린 것이 특징이다. 심각한 경우 하지 절단의 위험이 있는 흔히 '당뇨발'이라고 부르는 합병증의 주요한 원인이 된다.

당뇨병 환자들에게 치명적인 대혈관 합병증

대혈관 합병증은 혈당뿐만 아니라 고혈압, 이상지질혈증, 흡연 같은 여러 가지 위험인자들이 함께 영향을 끼쳐서 나타난다. 앞서 말한 것처럼 당뇨병 환자의 약 60%가 고혈압을 동반하고 있고, 약 76%가 이상지질혈증을 가지고 있다. 그만큼 당뇨병 환자에게서 대혈관 합병증이 나타날 위험이 높다.

특히 주의해야 할 것은 대혈관 합병증이 당뇨병 환자의 주요 사망 원인으로 꼽힌다는 것이다. 당뇨병 환자는 심혈관질환으로 사망하는 상대적 위험도가 남자는 2.1배, 여자는 4.9배 높은 것으로 알려져 있다. 뇌혈관질환으로 인한 사망률 역시 3~5배로 높다. 따라서 반드시 경각심을 가져야 한다.

다행히 최근 들어 대혈관 합병증 환자의 수가 조금씩 감소하고 있다. 치료를 잘하고 좋은 약이 많이 개발된 덕분에 전체적인 비율이 조금씩 내려가고 있는 추세다.

한국은 병에 대한 치료율이 매우 높은 나라다. 선진국 중에서도 의료 접근성이 굉장히 높아 자신에게 병이 있는 줄 알면 대부분 병원에 다니며 치료한다. 다만 고령의 나이에 병을 앓는 환자 수가 워낙 많아서 완치가 어렵다 보니 감소 추세는 미약하다. 하지만 대혈관 합병증 환자 수가 더 이상 증가하지 않고 감소 추세에 있다는 것은 매우 다행으로 여겨지고 있다.

뇌혈관, 심장혈관, 말초혈관에 대한 검사는 필수다

대혈관 합병증을 예방하는 데 가장 좋은 방법은 혈당을 포함한 위험인자에 대한 관리와 함께 규칙적인 운동을 하는 것이다. 환자는 일상에서 실천할 수 있는 운동을 꾸준히 해야 한다. 그러나 운동보다 중요한 것은 조기 진단이다. 발병 추세가 감소하는 이유 중 하나도 조기 검진으로 병을 일찍 발견하는 덕분이다. 병이 악화되고 사망에 이르기 전에 약이나 시술로 충분히 조절할 수 있기 때문이다. 당뇨병 환자라면 동맥경화증 관련된 대혈관 합병증을 예방하기 위해 반드시 당뇨병 진단과 동시에 뇌혈관, 심장혈관, 말초혈관에 대한 선별 검사를 해야 한다.

대혈관 합병증 발생을 예방하는 것도 중요하고, 일단 발생하면 재발하지 않도록 관리하는 것도 매우 중요하다. 대혈관 합병증의 예방에는 혈당조절뿐만 아니라 혈압조절과 콜레스테롤 조절이 정말 중요하다. 당화혈색소는 6.5% 미만으로 유지하고, 혈압은 다른 병이 없을 때는 140/90mmHg 미만으로, 다른 병이 있을 때는 130/80mmHg 미만으로 유지한다. LDL콜레스테롤 역시 다른 병이 없을 때는 100mg/dL 미만으로, 다른 합병증이

대혈관 합병증 예방 기준

당화혈색소	6.5% 미만(환자 상태에 따라 개별화할 수 있다.)
혈압	140/90mmHg 미만(다른 병이 없을 경우)
	130/80mmHg 미만(다른 병이 있을 경우)
LDL 콜레스테롤	100mg/dL 미만(다른 병이 없을 경우)
	70mg/dL 미만(다른 병이 있을 경우)

있을 때는 70mg/dL 미만을 유지하는 것이 좋다. 이 세 가지 목표 수치는 정확하게 기억해뒀다가 병원에 갈 때마다 반드시 확인하도록 한다. 물론 규칙적인 운동과 금연 등 일상에서 건강한 생활 습관을 갖는 것은 대혈관 합병증을 예방하는 가장 기본이다.

간혹 환자 중에 "아스피린이 좋다는데 왜 처방 안 해주세요?"라고 묻는 경우가 있다. 2016년까지만 해도 환자에게 대혈관 합병증이 없더라도 예방 차원에서 아스피린을 복용하는 것이 좋다고 했었다. 그러나 이후 다양한 연구 결과로 심혈관질환이 없는 사람이 아스피린을 복용할 경우 뇌출혈이나 위장관 출혈 같은 부작용이 증가한다고 밝혀져 최근에는 주의해서 처방하는 방향으로 의견이 모아지고 있다. 즉, 전문가가 환자의 특성을 파악하여 이스피린이 도움이 될지를 판단하고 처방한다.

대혈관 합병증이 생기면 누구라도 절망하게 된다. 건강 관리를 소홀히 하다가 큰 병에 걸리고 나서 후회하지 말고 오늘이 관리하기 가장 빠른 때라는 생각으로 철저히 관리해야 한다. 큰 병을 한번 앓았더라도 절대 포기하지 말고 이겨낼 수 있다는 마음으로 재활하면 누구나 건강한 인생을 누릴 수 있다.

[부록]

당뇨병 합병증을 막는
발 관리 비법

Q1. 당뇨인에게 발 합병증은 왜 생기는 건가요?

혈액순환이 잘 되면 산소와 영양분이 원활하게 공급되기 때문에 발의 세포와 근육이 건강해지고 혹시 발에 상처가 나더라도 빠르게 치유된다. 그런데 당뇨병을 오랫동안 관리하지 못하면 혈액순환 장애가 발생한다. 발에 작은 상처라도 나면 금세 궤양으로 진행되고, 발을 절단할 위험도 높아진다. 지속적인 고혈당으로 하지 혈관이 막히면서 신경도 같이 손상되면서 발의 감각에도 문제가 생긴다. 감각이 둔해지면 발에 상처가 생겨도 그냥 지나치기 쉽고 이미 염증이 심각하게 진행된 후에 발견하면 치료 시기를 놓치는 안타까운 상황이 발생한다.

발 관리에서 가장 중요한 것은 발에 상처가 나지 않게 조심하는 것이다. 가장 기본은 평소 혈당 관리를 잘하는 것이다. 발톱을 깎을 때는 상처가 나지 않게 조심하고 파고드는 발톱은 억지로 깎지 않고 도구로 살살 갈아준다. 내성 발톱이 심할 때는 피부과를 방문해 미리 교정을 받는 것을 추천한다. 신발을 새로 사면 적응 기간을 거쳐 신도록 하고 되도록 발에 잘 맞는 편한 신발을

병원 진료가 필요한 발의 상태

- ☐ 발바닥, 발등, 발가락 사이의 피부에 갈라진 곳이 있다.
- ☐ 발가락이나 발의 색이 푸르스름하게 변한 곳이 있다.
- ☐ 못이나 핀으로 찔린 상처가 있다.
- ☐ 발가락이나 발의 가장자리가 빨갛고 아픈 곳이 있다.
- ☐ 티눈이나 굳은살이 있다.
- ☐ 발이 저리거나 남의 살 같거나 땡땡한 느낌 등의 감각 이상이 있다.
- ☐ 발톱이 갈라지거나 두꺼워진 곳이 있다.
- ☐ 발톱이 살을 파고드는 곳이 있다.
- ☐ 베이거나 긁힌 상처가 치유되지 않은 곳이 있다.
- ☐ 걷거나 운동하는 중에 발에 통증이 있다.

고른다. 신발은 신축성이 있으면서 통기성이 좋은 소재로 선택하고, 발가락이 신발 안에서 벌어질 수 있는지 봐야 한다. 신발의 굽이 높으면 발 앞부분에 상처, 티눈, 굳은살이 생길 수 있으므로 굽 높이는 2.5cm 이하 밑창의 두께는 1cm 이상으로 선택한다.

Q3. 일상적인 발 관리는 어떻게 하는 것이 좋을까요?

상처 예방 못지않게 일상적인 발 관리도 중요하다. 발이 깨끗하지 않으면 세균 생성이 활발해져 감염의 위험성을 높인다. 발은 비누를 묻혀 흐르는 물에 깨끗하게 씻은 후 물기를 잘 말려야 한다. 특히 발가락 사이의 물기는 무좀균이 더욱 좋아하기 때문에 신경 써서 말려준다. 물기를 말릴 때는 선풍기 바람이나 드라이기의 찬바람을 이용한다. 발을 씻고 나서 하루 한 번 정도는 발의 색깔과 상처 유무를 살펴보는 것도 필요하다.

각질이 심하지 않다면 발이 마른 상태에서 발 관리용품을 발라 피부를 관리한다. 각질이 있는 부위에 각질 크림을 살살 문질러 각질을 제거한 다음 발을 깨끗하게 씻고 발 크림이나 각질 전용 크림을 발라주면 된다. 굳은살이 심하거나 오래된 각질은 피부과를 방문해서 관리받는 것이 안전하다. 티눈이나 물집도 마찬가지로 칼이나 손톱깎이로 도려내지 말고 피부과를 방문해 제거한다.

Q4. 그 외에 지켜야 할 수칙에는 뭐가 있을까요?

발이 싫어하는 몇 가지는 피하는 것이 좋다. 먼저 맨발로 다니지 않아야 한다. 또한 다리를 꼬는 자세는 하체의 혈액순환을 방해하기 때문에 피해야 한다. 겨울철 핫팩이나 고온의 찜질팩, 전기장판 등을 발에 장시간 사용하는 것은 화상의 위험이 있으므로 주의가 필요하다. 담배를 피고 있다면 반드시 금연하자. 흡연은 혈액순환 장애의 가장 큰 원인이다. 조이는 신발이나 하체에 압박을 주는 스타킹도 신지 않는 것이 좋다.

발 건강을 위해서는 평소에 발 운동과 발 스트레칭을 생활화한다. 걷기는 가장 좋은 하체 운동이므로 가능한 매일 걸어주는 게 좋다. 발바닥을 자극하고 혈액순환을 도와주는 방법으로는 공굴리기를 추천한다. 테니스볼이나 마사지볼을 발바닥에 대고 2~3분씩 눌러주는 간단한 방법이다. 그 외에 발가락 굽혔다 펴기, 비비기, 발목으로 이름 쓰기 같은 스트레칭도 아침저녁으로 10~20회씩 반복하면 도움이 된다.

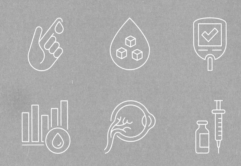

3장

당뇨병 치료법

I

경구약제

당뇨병약,
꼭 먹어야 하나?

"약을 꼭 먹어야 합니까?"

당뇨병을 진단받고 처음 약 처방을 받으면 식사와 운동 조절만으로 관리하면 안 되는지, 약을 꼭 먹어야 하는지 물어보는 환자들이 많다. 물론 당뇨병을 진단받았다고 해서 모든 환자가 약을 먹어야 하는 것은 아니다. 식사 조절과 규칙적 운동 등 좋은 생활 습관을 유지하고 무엇보다도 정상 체중에 가깝게 체중 감량이 이루어진다면 약 없이도 혈당조절이 잘 되는 경우가 드물게 있다. 그렇지만 주치의가 당뇨병약을 처방했다면 혈당 수치, 당화혈색소, 앞으로의 예상되는 결과 등을 모두 고려해 약을 처방한 것이므로 약을 반드시 먹어야 하는 상황인 경우다.

환자들이 가장 걱정하는 부분은 당뇨병약을 먹기 시작하면 평생 복용해야 한다는 사실이다. 하지만 치료의 목적은 당뇨병약을 안 먹는 것이 아니라 좋은 혈당 수치를 유지해서 합병증이 오지 않도록 하는 것이다. 혈당이 높은데도 약을 먹지 않거나 병원을 기피하면 결국에는 처음보다 더 많은 약을 먹어야 하는 상황이 오는 경우가 많다. 그리고 처음에는 약을 먹었지만 혈당이 좋아지면서 약을 줄이는 예도 있다. 드물게는 약을 중단하고 지켜보는 사례도 있으니 당뇨병약 복용 여부를 스스로 판단하는 것만은 피해야 한다.

검증되지 않은 천연식품 VS 엄격하게 검증된 당뇨병약

진료실을 찾는 환자 중에는 약에 대한 거부감 때문에 돼지감자, 여주, 노니 같은 식품을 먹는 게 더 좋지 않냐고 묻는 환자들도 더러 있다. 일부 환자들은 처방받은 약을 임의로 줄이고 식품에 더 의존하기도 한다.

물론 천연식품 중에는 혈당을 떨어뜨리는 데 도움이 되는 것들도 일부 있다. 하지만 모든 사람에게 그 효과와 안전성이 명확히 검증된 것은 아니다. 기억해야 할 것은 만약 식품의 효과가 탁월하다면 이미 당뇨병약으로 상용화되었겠지만 대부분은 당뇨병약으로 쓰일 만큼의 효능을 기대하기 어렵기 때문에 여전히 천연식품 수준에 머무르고 있다고 본다.

실제로 천연식품이나 천연물의 효능이 입증되어 약품으로 개발된 제품들도 있다. 환자에게 많이 처방되는 메트포민은 프렌치라일락에서 추출한 정량이라는 성분을 이용한 약이다. 대부분의 환자들이 복용하고 있는 이 약은 당뇨병 환자에게 가장 처음 처방되는 약이기도 하다.

최근에는 사과나무 뿌리 껍질에서 추출한 플로리진이라는 성분을 이용한 약도 큰 주목을 받고 있다. 플로리진은 인디언들이 해열제로 쓰던 것인데, 이제는 당뇨병약으로 개발되어 당뇨병 합병증뿐만 아니라 혈당조절에 큰 효과를 보이고 있다. 처음에는 플로리진 성분이 혈당을 떨어뜨린다는 것 때문에 약초처럼 알려지기 시작해서 일반인들이 사용했는데, 설사와 같은 여러 부작용이 나타나 당뇨병약으로는 사용되지 못했다. 이후에 여러 제약회사에서 구조를 변형시키고, 혈당을 낮추는 안전성을 높이고, 독성은 떨어뜨리는 과정을 거쳐서 마침내 당뇨병약으로 개발되었다.

대부분의 천연물은 혈당 강하 효과도 검증이 부족하고 무엇보다 다량을 먹었을 때 안전성이 정확히 보증되지 않는다. 이런 천연물 중 혈당에 효과가 좋고 안전성이 높은 성분은 엄격한 연구 과정과 임상 시험을 거쳐 효과와 안전성을 높여야 약이 된다. 현재 병원에서 처방되고 있는 당뇨병 전문 의약품은 이러한 과정을 밟아 검증된 약이다. 따라서 천연물 그대로를 먹기보다는 식약처 허가를 통과한 약의 효과와 안전성을 신뢰하는 편이 훨씬 더 바람직하다.

초기에 적극적으로 치료하는 것이 더 효과적이다

당뇨병의 치료 목적은 단순히 혈당만 안정시키는 것이 아니다. 당뇨병은 만성질환이라는 본질적 문제에 합병증에 대한 우려가 동반되는 질환이다. 따라서 혈당을 조절하고 장기적으로 발생할 수 있는 합병증을 예방하는 게 매우 중요하다. 물론 적은 양의 약으로도 혈당조절이 잘 된다면 이상적이지만 그렇지 않다면 약을 늘려서 혈당을 안정화하고 합병증을 예방해야 한다. 지금 약을 늘리는 게 오히려 나중에 약을 많이 쓰지 않는 지름길이 될 수 있다.

환자들은 약을 늘린다거나 인슐린 치료를 시작하자고 하면 매우 부담스러워하고 거부감을 느낀다. 하지만 여러 연구 결과를 보면 혈당이 올라갈 때 뒤늦게 조금씩 용량을 늘리거나 추가하

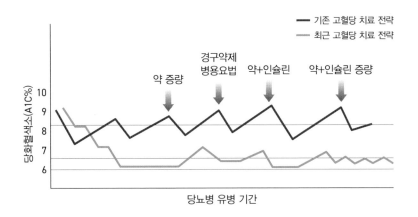

기존 고혈당 치료 전략과 최근 고혈당 치료 전략

는 것보다 선제적으로 약을 증량하는 것이 장기적으로 약을 덜 늘리고 혈당을 잘 조절할 수 있는 방법이다. 따라서 적극적 혈당 조절을 위해 병원에서는 초기에 인슐린 치료를 하거나 두세 가지 약의 병합치료를 하는 경우가 있다. 환자들의 우려와 달리 인슐린 주사에 대한 인식은 예전과는 많이 달라졌다. 과거에는 인슐린을 빨리 시작하면 당뇨 말기 상태로 오해하는 경우가 많았지만 요즘은 그렇지 않다.

당뇨병은 인생의 동반자처럼 오랫동안 관리가 필요한 병이다. 특히나 초기에 어떤 치료 성적을 갖느냐가 장기적인 합병증 예방에서 굉장히 중요하다. 진단 당시 혈당조절이 스스로 충분히

이루어지지 않는다면 약물 치료에 대해 걱정하기보다 우선 치료

에 적극적으로 임하는 것이 앞으로의 경과를 위해 훨씬 더 옳은

선택이다.

가장 많이 사용되는
당뇨병약, 메트포민

메트포민은 당뇨병 경구약 중에 가장 오래되고 많이 사용된 약
중 하나다. 그만큼 안전성이 매우 높은 약이다. 이 때문에 대한
당뇨병학회뿐만 아니라 미국당뇨병학회, 유럽당뇨병학회, 세계
당뇨병연맹 등 전 세계적인 당뇨병 주요 기관에서 당뇨병 환자
가 처음 약을 시작할 때 메트포민을 일차 약으로 사용할 것을 권
한다.

메트포민은 여러 데이터에서 암을 예방하는 효과가 일부 있다
고 알려지기도 했다. 또 2형당뇨병에서 가장 문제가 되는 인슐
린 저항성을 해소해주는 인슐린 감수성 개선제이기도 하다. 특
히 다양한 약물과 병합해서 사용했을 때 다른 약의 효과를 끌어

올릴 수 있는 좋은 약이라는 임상 연구 결과도 나와 있어 많은 당뇨병 환자들이 복용하고 있다.

진단받았을 때 가장 처음 먹는 약

메트포민을 일차 약으로 사용하는 이유는 가격 대비 혈당 강하 효과가 매우 우수하다는 장점이 있기 때문이다. 당화혈색소를 0.8~1.5%까지 떨어뜨릴 뿐 아니라 다른 당뇨병약에서 나타날 수 있는 저혈당의 위험이 적으며 체중을 증가시키지 않는다.

메트포민만으로 혈당조절이 잘 되지 않거나 처음부터 혈당이 높은 경우에는 두 가지 이상의 약제를 병용하기도 하는데, 이럴 때도 대부분 메트포민 성분이 포함된 복합제를 사용하는 경우가 많다.

이 약은 간에서의 당분 생성을 막고 근육이나 지방에서의 당 이용을 높여 전체적인 혈당을 감소시키는 효과가 있다. 식후 즉시 복용하라는 것은 위장장애 증상을 줄이기 위한 것이기 때문에 위장장애가 없다면 식후 30분에 복용해도 무방하다. 무엇보다 중요한 점은 정기 복용으로 혈중 농도를 유지하는 것이다.

서방형 제제의 분할 복용은 피해야 한다

메트포민은 하루 2회 복용해야 하는 속방형 제제와 하루 한 번 복용으로 24시간 효과가 지속되는 서방형 제제로 나뉜다. 서방형 제제는 제형의 크기가 크다 보니 한 번에 삼키기에 불편한 경우가 많다. 고혈압, 이상지질혈증, 심혈관 및 뇌혈관 질환 등으로 다른 약들과 같이 먹는 경우 특히 더 부담스러워하는 환자들이 많다.

간혹 이 때문에 약을 쪼개서 복용하는 환자들이 있는데, 서방형 제제는 분할하면 약의 효과가 떨어질 수 있으므로 이런 방식은 피해야 한다. 만약 서방형 제제의 크기 때문에 복용이 불편하다면 주치의와 상의해 속방형 제제로 바꿀 수 있다. 큰 약을 하루에 한 번 복용하는 것과 좀 더 작은 약을 하루 두 번 복용하는 것 가운데 선택하면 된다.

메트포민 서방형 제제는 위장관 내에서의 체류 시간을 늘리기 위해 방출 시간을 연장시킨 원리로 개발되었다. 이 때문에 최대 효과를 내기 위해서는 위장관 운동이 느려지는 저녁 시간에 투여하는 것이 좋다고 알려져 있다. 그러나 저녁 시간에 투여하기 어렵다면 아침에나 점심으로 조절할 수 있다. 사회생활을 하는 사람들은 저녁에 회식이나 모임에서 술을 마실 때 간에 무리가 될까 봐 약을 아예 안 먹는 경우도 있다. 메트포민은 체내 혈중 농도를 일정하게 유지하는 것이 무엇보다 중요하기 때문에, 주치의와 상의해서 복용 시간을 조정해보자. 의사의 지시대로 일정한 시간에 꾸준히 복용하면 장기적으로 굉장히 효과가 좋을 수 있다.

10명 중 1~2명은 위장관계 부작용을 경험한다

메트포민을 처음 복용할 때 보통 10명 중 1~2명은 설사, 복부팽만, 구역감 등 위장관계 부작용을 호소한다. 이런 부작용들은 대부분 체중이 적게 나가거나 약 용량을 높게 사용하는 환자에게서 더 늘어난다. 약의 크기가 커서 거부감이 드는 데다가 처음 약을 먹기 시작한 후 이런 부작용을 경험하면 약에 대한 거부감이 더 심해질 수 있다.

하지만 가벼운 증상이라면 복용하면서 점차 호전되는 경우가 대부분이다. 무엇보다 메트포민은 많은 장점을 가진 약이기 때문에 가벼운 위장 증상만으로 약을 중단하기보다는 계속해서 복용해보고 증상이 호전되는지 살펴보는 것도 필요하다. 다만 일상생활이 불편할 정도로 라면 약의 용량을 줄일지, 다른 약으로 변경할지 주치의와 상의하도록 한다. 일반적으로 일반형 제제보다 서방형 제제가 위장관 부작용의 빈도가 좀 더 낮은 것으로 알려져 있다.

메트포민은 당뇨병 예방에도 도움이 되는 약이기도 하다. 당뇨병을 진단받기 전부터 복용해도 좋은 약이라는 얘기다. 또 장기적으로 복용해도 큰 문제없이 좋은 효과를 얻을 수 있는 약이므로 위장장애 부작용이 있다면 약을 완전히 끊기보다는 위장장애를 해결하는 방법을 찾아보는 것이 좋다. 약의 크기나 첫 사용 시 경험한 부작용 때문에 생기는 약에 대한 편견을 버리고 약을 지속적으로 사용하는 것을 고려하자.

메트포민과 CT 검사

예전에는 신장 기능이 좋든 나쁘든 CT 검사 전후로 48시간씩 총 5일 동안 약 복용을 금지했다. 생각보다 긴 시간 동안 약을 중단하는 보수적인 지침이었는데 이제는 덜 보수적으로 바뀌었다. 신장 기능이 나쁜 경우에는 CT 검사 전후 48시간 동안 중단하고 신장 기능이 정상적인 사람은 CT 검사 시 굳이 메트포민을 중단할 필요가 없다. 게다가 복합제를 복용하는 경우 복합제와 메트포민을 둘 다 끊어서 문제가 되기도 하므로 이때는 주치의와 상의하거나 병원 지침을 따르면 된다. 그렇다면 MRI 촬영 시에는 어떨까? MRI에서 사용하는 조영제는 신장 손상의 위험이 낮기 때문에 메트포민을 중단하지 않고 지속적으로 사용해도 된다.

췌장에서 인슐린 분비를 촉진하는 설폰요소제

당뇨병약은 종류가 다양하기 때문에 내가 먹는 당뇨병약이 정확하게 무엇이고, 어떤 목적에 따라 사용하는지, 또 주의 사항이 무엇인지 알고 복용해야 한다. 내가 먹는 약을 알아야 혈당을 관리하고 이해하는 데 도움이 되기 때문이다.

당뇨병 경구약은 작용 기전에 따라 크게 췌장에서 인슐린 분비를 촉진하는 약, 인슐린 저항성을 개선하는 약, 소장에서 포도당 흡수를 억제하는 약, 소변으로 당을 배출하는 약 등으로 나눌 수 있다.

그중에서 설폰요소제는 췌장에서 인슐린 분비를 촉진하는 약이다. 당뇨병 초기에 사용하면 혈당 강하에 매우 효과적이고 용량 조절이 가능하다는 장점이 있다.

설폰요소제의 종류와 특징

설폰요소제에 해당하는 약으로는 글리
메피라이드, 상품명으로는 대표적으로
아마릴이라는 약이 있다. 글리메피라이

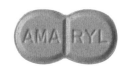

드는 아령 혹은 눈사람 모양을 띠고 있어서 다른 약과 구별하기
가 쉽다. 가운데가 오목하게 되어 있어서 필요에 따라 잘라 먹을
수 있다. 보통 1~8mg까지 사용하는데, 4mg까지는 용량을 증량
하면 혈당 강하 효과가 눈에 띄게 나타나지만 그 이상은 증량한
다고 해서 효과가 크게 좋아지지는 않는다.

또 다른 설폰요소제로는 글리클라자
이드라는 약이 있다. 상품명으로는 디
아미크롱이 대표적인데, 영어로 DIA라

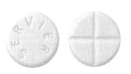

고 적혀 있어 이 역시 다른 약과 쉽게 구별할 수 있다. 디아미크
롱 서방형 제제는 코팅 처리가 되어 있어서 약효가 천천히 발휘
되기 때문에 자르거나 갈아서 복용하면 약효가 다르게 나타나고
저혈당이 늘어나는 등 문제가 생길 수 있으니 주의해야 한다.

그 외에도 메트포민과의 복합제 형태도 있기 때문에 모양으로 구분이 어렵다면 처방전을 보는 것도 도움이 된다. 설폰요소제는 대부분 크기가 매우 작아서 가장 흔히 사용되는 메트포민과는 쉽게 구별할 수 있다.

당뇨병 환자들은 여러 가지 동반 질환이 있는 경우가 많다. 특히 중증 간 기능 장애나 신장 기능 장애가 있는 경우 똑같은 용량을 복용하더라도 다른 부작용이 생길 수 있다. 따라서 의사와 상의해 용량을 조절하는 것이 필수다. 한편 대부분의 경우 당뇨병약은 임신부나 산모에게는 사용을 권하지 않는다.

혈당에 따라 용량 조절이 가능하다

설폰요소제는 효과가 확실한 반면, 부작용도 명확하다. 그중 가장 대표적인 부작용이 저혈당이다. 저혈당은 일반적으로 혈당이 70mg/dl 이하로 떨어지는 경우를 말하며, 식은땀, 떨림, 멍한 느낌, 집중력 장애 등이 동반된다. 설폰요소제는 혈당에 따라 용량 조절이 가능하지만 혈당조절 목표에 도달하기 위해 무리하게 증량하다 보면 상대적으로 저혈당 발생 위험도 같이 올라가게 된다. 저혈당이 자주 반복되다 보면 저혈당 증상이 명확하게 나타나지 않는 경우도 있다. 따라서 증상만으로 저혈당을 판단해서는 안 된다. 특히나 설폰요소제의 복용 용량이 높은 경우에는 혈

당을 자주 체크
하면서 저혈당이
발생하면 용량을
감량해야 한다.

설폰요소제는
췌장에서 인슐린
분비를 증가시키

설폰요소제 사용 시 주의해야 하는 경우

- 신장, 간 기능 저하
- 식욕 부진
- 불규칙한 식사 패턴
- 갑작스러운 과한 운동이나 노동
- 전날 과한 음주
- 설사, 구토 동반으로 인한 식사량 감소 등

는 작용을 하기 때문에 식사를 거르거나 식사 간격이 길어지면
저혈당 발생 위험도가 높아진다. 따라서 설폰요소제를 복용하는
경우 식사를 일정하고 규칙적으로 하는 것이 매우 중요하다. 만
약 식사를 거르거나 식사 간격이 길어지면 꼭 혈당을 측정하고
약의 용량을 어떻게 조절할지 주치의와 상의해야 한다.

하지만 설폰요소제를 복용한다고 무조건 저혈당이 발생하는
건 아니다. 신장이나 간 기능이 저하된 경우, 평소와 달리 잘 못
먹거나 불규칙하게 식사를 한 경우, 심한 운동이나 노동을 한 경
우, 전날 과음한 경우, 설사나 구토가 동반되어 식사량이 감소한
경우 평소대로 약을 먹으면 저혈당의 발생 위험도가 증가할 수
있으므로 주의가 필요하다. 저혈당을 예방하기 위해서는 혈당을
주기적으로 측정해보고 몸이 안 좋거나 저혈당이 의심될 때는

약의 용량을 조절해야 한다. 간혹 여러 원인으로 저혈당이 반복되는데도 약을 그대로 먹으면서 힘들어하는 환자들이 있다. 내가 먹는 약 중에서 설폰요소제가 있는지 확인해보고, 있다면 저혈당이 발생했을 때 용량을 감량해야 한다. 만약 용량을 감량했는데도 저혈당이 반복되거나 불안하다면 주치의와 상의해 새로운 치료 계획을 세우는 것이 필요하다.

설폰요소제를 사용할 때 주의할 점

설폰요소제의 두 번째 부작용은 체중 증가다. 앞서 설명한 것처럼 설폰요소제는 인슐린 분비를 촉진한다. 인슐린은 포도당을 포함해서 체내에 에너지를 저장하는 역할을 하기 때문에 설폰요소제를 사용하면 체중이 빠지는 경향이 있는 SGLT2 억제제나 체중에 큰 영향이 없는 DPP4 억제제를 쓸 때보다 체중이 다소 증가할 수 있다.

또한 설폰요소제를 장기간 사용하면 췌장이 빨리 망가진다고 염려하는 사람들도 많다. 실제로 '췌장의 베타세포에서 인슐린 분비를 촉진하기 때문에 장기간 사용하면 베타세포의 사멸을 촉진한다'라는 데이터들이 나와 있기도 하다. 하지만 현재 사용되는 2세대 설폰요소제는 부작용들을 개선한 약이라는 점에서 이러한 데이터를 일반화하기에는 무리가 있다. 췌장에 무엇보다 나쁜 영향을 주는 것은 설폰요소제와 같은 당뇨병약을 복용하는 것이 아니라 고혈당 그 자체다.

설폰요소제는 메트포민보다 더 오랫동안 당뇨병약으로 사용되어왔다. 그만큼 오랜 기간 동안 치료 반응에 대한 임상 자료가 있고 복용법이 편리하다. 발생할 수 있는 부작용이 있지만 또한 부작용이 예측 가능하다는 장점이 있다. 게다가 용량 조절도 용이하고 다른 약과 병용 치료도 수월한 편이다.

물론 최근에 효과가 좋은 신약들이 많이 개발되어 과거에 비해 설폰요소제의 중요도가 상대적으로 떨어지고 있다. 하지만 현재 사용되고 있는 설폰요소제는 1세대 설폰요소제에 비해 저혈당 위험도나 체중 증가 등의 위험도는 낮은 것으로 보고되고 있다. 따라서 규칙적인 식사와 자가 혈당 측정으로 꾸준히 관리하면서 적절하게 사용한다면 저혈당 위험도를 높이지 않고 효율적으로 혈당 관리를 할 수 있는 효과적인 약이다.

살 빠지는 당뇨병약 SGLT2 억제제

혈당이 정상인 사람들에서는 소변으로 당이 배출되지 않는 것이 정상이다. 신장에 소변으로 배출되는 당을 재흡수하는 기능이 있기 때문이다. SGLT2 억제제는 신장에서 당이 재흡수되는 작용을 막아 혈당이 소변으로 배출되도록 한다. 이 약의 이름은 나트륨의 S(Sodium), 포도당의 GL(Glucose), 공동운반체의 T2(CoTransporter-2)의 약자를 따온 것이다. 이처럼 소변으로 당을 배출시킴으로써 혈당을 낮춘다. 또한 약 이름 풀이에서 본 것처럼 소변으로 나트륨도 배출되면서 혈압이 감소하는 효과도 있다.

체중 감소 효과를 기대할 수 있다

당류는 1g당 4kcal의 열량을 낸다. SGLT2 억제제를 복용하면 당분이 소변으로 배출되며, 이는 하루 200~300kcal가량 에너지가 소모되는 것과 비슷하다. SGLT2 억제제가 체중 감소를 유도할 수 있다는 뜻이다. 따라서 비만이나 과체중인 당뇨병 환자들이 이 약을 복용하면 특히 더 도움이 될 수 있다. 최근에는 지방간이 있는 당뇨병 환자에게서 지방간 개선이 나타났다고 보고되었다.

실제로 SGLT2 억제제를 복용하면 초기에는 소변을 자주 보고 소변 양도 많아지면서 갈증을 느끼는 경우가 있다. 따라서 약을 복용할 시, 하루에 200~300ml 정도의 수분을 더 섭취하도록 권하고 있는데, 평소보다 두세 컵 정도의 물을 더 섭취하고 하루 총 7잔 이상을 마시도록 한다.

이와 같은 증상 때문에 SGLT2 억제제를 복용한 직후에 당뇨병을 진단받을 때 있었던 증상, 즉 물을 많이 마시고, 소변을 자주 보고, 체중이 감소하는 증상이 나타날 수 있다. 따라서 약에 대한 사전 정보가 충분하지 않다면 환자 입장에서는 증상만으로 걱정될 수 있다. SGLT2 억제제를 시작하기 전에는 주치의와 충분히 상의하고 약과 관련된 정보를 찾아보는 것도 도움이 된다.

심혈관질환, 신장질환에도 도움이 된다

그렇다면 SGLT2 억제제 사용이 적절한 환자는 누구일까? 최근 발표되고 있는 SGLT2 억제제에 관한 대규모 임상 연구 결과를 살펴보면 심근경색이나 뇌경색 같은 심혈관질환을 동반한 당뇨병 환자에서 심근경색이나 뇌졸중의 재발, 이로 인한 사망률이 줄었다고 보고되었다. 혈당을 떨어뜨리는 당뇨병약물이 심근경색, 뇌졸중, 이와 관련한 사망률을 줄일 수 있다는 것은 매우 놀라운 결과다. 또한 SGLT2 억제제를 투여하면 투석이나 신장 이식을 받아야 하는 말기신부전으로의 진행을 늦출 수 있다고 한다. 심장의 수축 기능이 떨어져서 숨이 찬 심부전 환자의 입원율을 낮추는 데도 효과가 있다고 알려져 있다.

당뇨병 경구약 중에서는 심근경색, 뇌졸중, 이로 인한 사망률을 모두 줄여주는 것은 SGLT2 억제제가 유일하다. 주사제로는 GLP-1 수용체 작용제가 당뇨병 환자에서 심혈관질환 발생이나 사망률을 줄일 수 있다고 한다.

SGLT2 억제제의 또 다른 부작용, 가려움증

SGLT2 억제제의 흔한 부작용 가운데 하나로는 주로 여자 환자들에게서 많이 나타난다. 회음부 주변 가려움증이나 염증 유발

문제로 포도당이 소변으로 배출되기 때문에 나타나는 증상이다. 회음부에 가려움증이 발생하거나 질분비물이 늘어나면 어려워하지 말고 주치의에게 불편한 부분을 설명하는 것이 중요하다.

남성의 경우도 빈뇨나 야뇨 증상을 호소하기도 한다. 밤에 화장실을 가기 위해 자주 깨면 수면의 질이 떨어져 일상생활이 힘들어지는 것은 물론 당뇨병 관리에도 악영향을 미치므로 심한 경우에는 SGLT2 억제제를 중단하기도 한다.

부작용이 없는 약물은 없다

SGLT2 억제제를 복용해서 체중이 빠지는 것은 대부분의 당뇨병 환자에게는 장점이지만 일부 환자에게는 단점이 될 수도 있다. 다소 마른 환자, 혹은 노인에게 SGLT2 억제제를 처방했을 때 체중이 빠지면서 활기도 사라지고 주변에서 "왜 이렇게 살이 빠졌냐?"고 묻는 것에 스트레스를 받는 분들도 있다. 혹시나 몸에 다른 문제가 발생해 체중이 줄어드는 것은 아닌지 다음 진료일이 될 때까지 내내 걱정하는 환자들도 있다. 그래서 SGLT2 억제제를 복용할 때는 약에 대해 충분히 숙지하고 이해해야 한다.

체중 감소가 반갑지 않은 환자들은 혈당 관리를 위해서 운동할 때 근력 운동을 병행하면 더 건강한 몸을 만들 수 있고 안심하고 약을 복용할 수 있다.

약은 단독으로 복용할 경우 식사와 무관하게 하루 한 번 먹는다. 하지만 다른 당뇨병약제와 같이 복용하는 경우에는 병용 약물의 복용법에 따라 식사 직전이나 직후에 복용하는 것을 권장한다. 무엇보다 여러 이유로 탈수 증상이 발생한 경우 주치의에게 알려 약을 계속해서 복용해야 할지 여부를 결정하는 것이 가장 중요하다.

II

GLP-1
수용체 작용제

혈당 잡고 살도 빼는
GLP-1 수용체 작용제

최근에 다이어트 약으로 널리 알려진 삭센다는 원래 당뇨병 치료제로 개발되었다. 이 삭센다는 인크레틴 호르몬 유사체를 활용한 약물이다. 인크레틴 호르몬 중 하나인 GLP-1은 우리 몸의 소장에서 분비되는 호르몬이다. GLP-1은 식사를 하면 장내에 도달한 탄수화물에 자극을 받아 혈액 내로 분비된다. 분비된 GLP-1은 췌장의 베타세포에 작용해 인슐린을 분비시키고 위배출 속도를 늦추고 혈당을 상승시키는 글루카곤 호르몬의 분비도 억제하기 때문에 혈당을 낮춘다. 게다가 식욕을 억제해 체중을 감소시키는 효과까지 가지고 있다.

이러한 인크레틴을 활용해 당뇨병을 치료하기 위해 오래전부

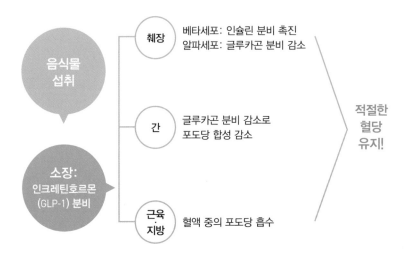

인크레틴(GLP-1) 호르몬의 작용

음식물
섭취

췌장: 베타세포: 인슐린 분비 촉진
알파세포: 글루카곤 분비 감소

간: 글루카곤 분비 감소로
포도당 합성 감소

소장:
인크레틴호르몬
(GLP-1) 분비

근육
·
지방: 혈액 중의 포도당 흡수

적절한
혈당
유지!

터 연구한 결과 GLP-1 수용체 작용제가 주사제로 개발되었다. 주사제라고 해도 인슐린과는 다르다. GLP-1 수용체 작용제는 먹는 약이 아니라 주사제이기 때문에 아직 환자들에게 친숙한 약은 아니다. 최근에 경구약이 개발되었지만 아직 우리나라에 도입되지 않아 주사제만 사용 가능하다. 여기서는 GLP-1 수용체 작용제가 어떤 약인지 어떤 장단점을 가지고 있는지 주의할 점은 무엇인지 등을 알아보기로 한다.

혈당과 체중 감소 효과가 탁월한 주사 치료제

GLP-1 수용체 작용제가 혈당과 체중 감소에 효과가 있는 원리는 무엇일까? 이 약은 여러 장기에 작용한다. 우선 음식을 섭취하면 췌장의 베타세포에서 인슐린 분비를 촉진해 혈당을 낮춘다. 인슐린 분비를 촉진하지만 저혈당은 웬만해서는 발생하지 않는다. 혈당이 높아졌을 때만 작용하는 인크레틴의 효과 때문이다. 그뿐만 아니라 위장의 연동 운동을 저하시켜 소화 흡수 속도를 늦춘다. 이와 동시에 뇌의 포만 중추를 자극함으로써 식욕을 억제해 체중 감소 효과를 얻을 수 있다.

GLP-1 수용체 작용제는 이외에도 심장과 신장에 긍정적인 효과가 있는 것으로 알려져 있다. 저혈당 위험도 없고, 혈당도

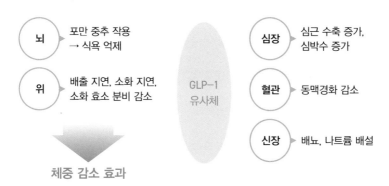

GLP-1의 체중 감소 및 심장과 신장 보호 효과

| 뇌 | 포만 중추 작용 → 식욕 억제 |
| 위 | 배출 지연, 소화 지연, 소화 효소 분비 감소 |

체중 감소 효과

GLP-1 유사체

심장	심근 수축 증가, 심박수 증가
혈관	동맥경화 감소
신장	배뇨, 나트륨 배설

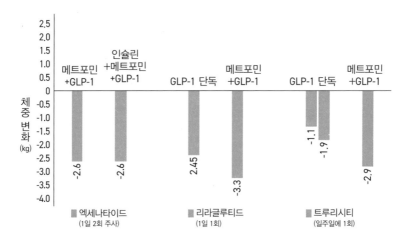

GLP-1 수용체 작용제의 체중 감량 효과

낮추고, 체중도 감소시키는 만능 멀티플레이어인 셈이다.

앞서 설명했듯이 인크레틴이라는 호르몬은 원래 우리 몸에서 분비되는 호르몬이다. 이 호르몬은 당뇨병을 치료할 수 있는 좋은 재료지만 안타깝게도 1~2분 이내에 DPP4라는 효소에 의해서 거의 분해된다. 따라서 내 몸에서 분비된 인크레틴을 좀 더 오래 작용시키기 위해 'DPP4 억제제'가 당뇨병 경구약제로 사용되고 있다.

즉, GLP-1 수용체 작용제는 GLP-1을 우리 몸에 직접 주사하는 것이다. 이는 DPP4 효소에 의해서 분해가 쉽게 되지 않게 가공된 것으로 혈당 감소 효과가 더 크다.

GLP-1 수용체 작용제를 다른 약과 비교한 연구 결과를 종합해보면 1.1~3kg 정도 체중이 감소하는 효과가 있으며 허리둘레도 크게 줄여준다. 당뇨병약 중에서 체중이 증가한다고 알려진 인슐린이나 TZD 계통의 약과 비교했을 때, GLP-1 수용체 작용제는 허리둘레가 8cm까지 감소하는 것으로 나타났다.

초반 1~2주에 나타나는 가벼운 부작용

환자들은 주사제보다 경구약을 더 편안하게 느끼므로 GLP-1 수용체 작용제를 처방하기에는 어려움이 따른다. 하지만 최근에는 일주일에 한 번 주사하는, 반감기가 긴 GLP-1 수용체 작용제가 개발되어서 불편이 많이 개선되었다. 기저 인슐린과 GLP-1 수용체 작용제가 혼합된 형태의 주사제도 출시되어 있다. 아직 국내에는 출시되지 않았지만 경구약 형태의 GLP-1 수용체 작용제도 곧 상용화될 것으로 기대를 모으고 있다.

아무리 좋은 약도 부작용이 있기는 마찬가지다. GLP-1 수용체 작용제로 발생하는 부작용으로는 장의 연동 운동을 저해하면서 생기는 구역이나 구토 등 위장관 부작용이 대표적이다. 초반 1~2주에 특히 심하지만 약을 저용량으로 시작해서 점차 증량하다 보면 2~4주 정도면 불편감이 거의 사라지게 된다. 용량 조절만 잘하면 약을 지속적으로 투약하는 데 큰 어려움은 없다.

GLP-1 수용체 작용제를 사용한 지는 벌써 10년이 훌쩍 넘었다. 초기에는 엑세나타이드라는 하루에 두 번 맞는 GLP-1 수용체 작용제가 있었는데 구역, 구토 등의 부작용이 심했다. 하지만 이후로 많은 연구개발을 거쳐 하루 한 번, 일주일에 한 번 맞는 주사까지 나오게 되었다. 실제 1~2주 정도 사용해보면 대부분의 부작용은 줄어들고, 특히 저용량으로 사용하면 큰 부담이 없다. 오히려 일주일에 한 번 사용하면 환자들의 만족도가 높아 쉽게 정착하는 약이기도 하다.

저혈당 위험이 낮은 안전한 약

경구약제로 혈당조절이 잘 안되고 인슐린을 꼭 써야 하는 상황이 아니라면 GLP-1 수용체 작용제는 혈당 강하 효과도 매우 크기 때문에 혈당이 높은 환자에게 초기 치료로도 많이 권고되고 있다. 또 저혈당 위험이 상대로 적기 때문에 안전하게 쓸 수 있는 약이라는 점 또한 큰 장점이다. 최근에는 심혈관질환이 있거나 신장 기능이 안 좋은 환자에게 심혈관질환 발생이나 단백뇨를 감소시키는 연구 경과도 나와 심혈관질환을 가진 환자들에게 우선적으로 사용할 것을 권고하고 있다.

당뇨병은 완치라는 개념보다 혈당을 적절한 범위 안에서 안정적으로 유지 및 관리하는 질환이다. 그런데 치료제를 사용하면서 저혈당을 경험하면 환자는 당뇨병약에 대한 거부감을 가질 수밖에 없다. 따라서 꾸준한 치료를 위해 저혈당 위험을 최소화하고 저혈당의 경험을 줄이는 것이 치료에서 중요하다.

아직은 주사제에 대해 환자들이 거부감을 가지고 있지만 GLP-1 수용체 작용제는 혈당도 잘 떨어뜨리고 체중 감소에도 효과적이고 저혈당도 없다는 면에서 안전한 약이다. 주사제에 대한 거부감과 선입견을 접어두고 사용해본다면 보다 안전하게 혈당 관리를 하는 데 큰 도움이 될 것이다.

III

인슐린

인슐린 치료에서 알아야 할 기본

췌장에서 생성되는 대사호르몬인 인슐린은 혈액 내 포도당을 체내의 세포 속으로 들어가게 해 에너지를 만드는 연료로 사용하게 하는 필수적인 호르몬이다. 인슐린은 각각의 세포에 필요한 에너지를 공급함으로써 혈액 내의 당분을 일정하게 유지하는 역할도 한다. 따라서 인슐린을 스스로 만들어낼 수 없는 1형당뇨병 환자는 체외에서 인슐린을 인위적으로 주입해 혈당을 유지해야 한다. 인슐린 치료 여부는 당뇨병의 종류, 유병 기간, 동반 질환과 상황에 따라 달라진다.

먼저 1형당뇨병 환자는 췌장의 베타세포가 파괴되어 인슐린이 분비되지 않기 때문에 인슐린 치료가 꼭 필요하다. 또 1형당

2형당뇨병 환자에게 인슐린이 꼭 필요한 경우는?

① 평균 혈당이라고 알려진 당화혈색소가 매우 높은 경우

② 다뇨, 다음(多飮), 체중 감소 등 고혈당 증상을 동반하는 경우

③ 경구용 혈당강하제로 혈당조절이 안 되거나 복용할 수 없는 경우

④ 간 또는 신장 이상이 있는 경우 주치의와 상의

⑤ 당뇨병케톤산증 등 당뇨의 급성 합병증이 생긴 경우

⑥ 감염증, 큰 수술 등 육체적 스트레스가 증가하면 일시적으로 사용

⑦ 임신부, 수유부

⑧ 임신당뇨병

뇨병이 아니더라도 여러 가지 이유로 췌장 베타세포의 기능이 현저히 저하된 2형당뇨병 환자의 경우에도 상황에 따라 인슐린 치료가 반드시 필요할 수 있다. 경구용 혈당강하제 치료에도 불구하고 혈당이 조절 목표에 도달하지 못하면 인슐린 요법이 고려될 수 있다. 또한 임신당뇨병 환자도 생활 습관 개선만으로는 혈당조절이 잘 안 될 때 경구약제가 아닌 인슐린 치료가 필요할 수 있다.

인슐린 주사를 처음 시작하는 환자들은 인슐린 주사를 시작하면 평생 맞아야 한다고 생각해서 기피하는 경향이 있다. 물론 1형

당뇨병의 경우 평생 인슐린 치료가 필요하지만 2형당뇨병은 인슐린 치료로 혈당 수치가 좋아지면 당뇨병 경구약제로 변경할 수 있는 경우도 종종 있다.

인슐린의 종류

인슐린 주사를 맞는 당뇨병 환자는 혈당에 따라 인슐린의 종류와 용량을 수시로 조정해야 하며, 심한 운동을 하거나 과식한 후처럼 특별한 때에도 인슐린 용량을 재조정해야 한다. 인슐린 주사 요법은 몸속에서 인슐린이 분비되지 못하거나 분비되더라도 그 역할을 충분히 하지 못하는 경우 고려해야 한다.

인슐린은 작용 시간에 따라 초속효성 인슐린, 속효성 인슐린, 중간형 인슐린, 지속형 인슐린, 혼합형 인슐린 등 크게 5가지로 나뉜다. 환자의 혈당 수치 정도와 식사 횟수 등에 맞추어 처방되며 지속 시간과 작용 강도 등을 고려해 투약 시간과 용량을 결정하게 된다.

인슐린의 용량 및 주사 부위

처음 인슐린을 처방받을 때는 의료진이 알맞은 주사량을 결정하지만, 용량은 수시로 조절되어야 한다. 저혈당이 자주 나타나

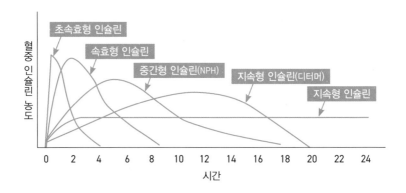

인슐린의 형태에 따른 지속 시간

혈중 인슐린 농도 / 시간

- 초속효형 인슐린
- 속효형 인슐린
- 중간형 인슐린(NPH)
- 지속형 인슐린(디터머)
- 지속형 인슐린

거나 혈당 수치가 계속 높을 때는 인슐린 주사량을 재조정하거나 운동과 식사 습관을 검토해 혈당을 정상 수준으로 유지해야 한다.

주사 효과는 주사 부위에 따라 차이가 있다. 인슐린 흡수가 가장 빠른 곳은 복부이고, 그다음은 팔, 허벅지, 엉덩이 순이다. 그러나 최근 많이 사용하는 지속형 인슐린이나 초속효성 인슐린은 인슐린 유사체로써 주사 부위에 무관하게 흡수율이 동일하다. 따라서 모든 부위에 주사할 수 있다.

인슐린을 주사하는 부위는 신경과 혈관 분포가 적고 피하지방이 두꺼운 복부, 팔, 허벅지, 엉덩이를 선택하는 것이 좋다. 특히 복부는 피하지방층이 두껍고 주사할 수 있는 면적이 넓으며 혼

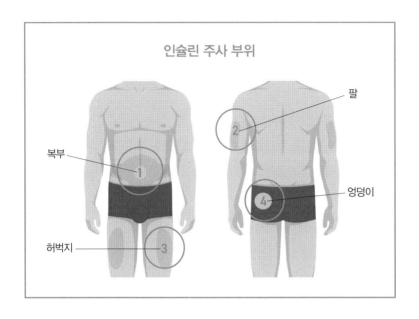

팔

복부

엉덩이

허벅지

자서 주사하기에도 편리해서 가장 많이 맞는 부위다. 그렇지만 개복수술을 했거나 복막투석을 하는 경우, 복수가 있는 경우에는 복부에 주사하지 않는 것이 좋다.

복부는 임신 중에도 주사할 수 있는 안전한 부위다. 단, 자궁이 늘어나면서 피하지방이 얇아지기 때문에 4mm의 짧은 바늘을 사용하는 것이 좋다. 임신 중기 이후에는 복부 옆에 주사한다. 복부에 주사하는 것이 불안할 때는 허벅지, 팔, 옆구리도 괜찮다. 하지만 계속해서 같은 부위에 반복해서 주사하면 지방 증식이나 지방 위축이 생기면서 흡수율이 떨어질 수 있으므로

인슐린 주사 시 통증을 줄이는 법

통증은 인슐린 온도, 바늘 재사용, 인슐린 용량 등과 관련이 있다.

① 실온에 있는 인슐린 사용하기

차가운 인슐린을 주사하면 통증이나 불편감이 생길 수 있다. 실온에 있는 인슐린을 사용하고 냉장고에 보관했던 인슐린은 10분 전에 실온에 꺼내두었다가 사용한다.

② 주삿바늘 재사용하지 않기

인슐린 주삿바늘은 일회용이다. 주삿바늘을 사용하면 바늘의 윤활제 코팅이 벗겨지고 바늘 끝이 손상되면 주사 시 통증을 유발할 수 있다. 따라서 주사할 때마다 새 바늘을 사용한다.

③ 인슐린 용량을 나누어 주사하기

인슐린 주사 용량이 많을수록 통증이 증가할 수 있다. 그러므로 많은 양의 인슐린을 주사하는 경우 용량을 나누어 주사한다.

④ 알코올의 물기를 충분히 말리기

알코올이 마르기 전에 주사하면 몸에 알코올이 들어가서 따가울 수 있다. 소독 후에는 알코올 물기가 충분히 마른 후에 주사한다.

최소한 1cm 이상 간격을 두고 주사 부위를 옮겨가며 주사해야 한다.

인슐린의 보관

인슐린은 냉장고의 냉장실 또는 서늘한 곳에서 보관하며, 사용 중인 인슐린은 실온에서 약 한 달 정도 약효가 유효하다. 인슐린을 얼리거나 뜨겁게 하면 약효가 떨어지며, 너무 세게 흔들어도 안 된다. 장기간 여행할 경우에는 인슐린을 온도에 맞춰 보관하기 어려우므로 펜형 주사기를 사용하는 것이 좋다.

비행기를 타고 여행할 때는 인슐린을 캐리어에 넣어 수화물 칸에 실으면 기압 차로 인해 인슐린이 얼 수 있다. 얼었다 녹은 인슐린은 약효가 떨어질 수 있으므로 되도록 기내에 가지고 타야 한다. 자동차로 여행할 때도 주의가 필요하다. 한여름에 자동차 내부 온도는 30도가 훌쩍 넘어가므로 이 또한 인슐린이 변질될 우려가 있다.

구분	인슐린 종류	보관 기간
실온 보관 (15~20도)	인슐린(병)	개봉 후 1개월 사용 가능
	인슐린(펜) : 속효성, 초속효성, 지속형	개봉 후 1개월 사용 가능
	인슐린(펜) : 중간형, 혼합형	개봉 후 14일 사용 가능
냉장 보관 (2~8도)	인슐린(병)	개봉 후 3개월 사용 가능
	인슐린(펜)	개봉 후 1개월 사용 가능

인슐린을 가지고 외출할 시에도 체온이 인슐린 온도에 영향을 줄 수 있으므로 옷 주머니에 넣는 것은 자제해야 한다. 더운 날씨에는 인슐린에 직접 얼음이 닿지 않도록 먼저 티슈로 감싼 상태에서 보랭병이나 인슐린 냉각 지갑에 넣어서 휴대해야 한다.

하루에 한 번 맞는
기저 인슐린

인슐린을 분비하는 췌장의 베타세포는 식사하지 않을 때도 온종일 쉬지 않고 일한다. 심지어 자는 동안에도 계속해서 인슐린이 소량 분비된다. 이런 역할을 대신하는 것이 기저 인슐린으로, 하루 한 번 투약으로 혈중 농도의 변화 없이 24시간 일정하게 작용한다는 특성이 있다. 따라서 하루에 한 번만 맞아도 된다는 장점 때문에 인슐린을 시작할 때는 기저 인슐린부터 시작하는 경우가 많다.

기저 인슐린은 보통 주사 후 한두 시간 이내에 작용을 시작해 18~42시간 동안 혈중 농도가 일정하게 유지되기 때문에 가능한 매일 같은 시간에 주사하는 것이 좋다. 하지만 최근에 나온 트레시바, 투제오 같은 기저 인슐린은 작용 시간이 더욱 길기 때문에 꼭 같은 시간에 주사할 필요는 없다. 전날 주사 시간 전후로 3~6시간 범위 내에서 자유롭게 주사할 수 있다. 트레시바는 6시간, 투제오는 3시간 전후에 맞아도 괜찮다. 예를 들어, 어제 아침 7시에 트레시바를 맞았는데, 오늘 아침에는 늦잠을 자서 아침 7시에 못 맞았다면 오후 1시 전까지만 맞으면 된다.

지친 췌장을 쉬게 하는 기저 인슐린

기저 인슐린은 아침 식전을 포함해 하루 종일 혈당이 높은 경우 한 번의 주사만으로 하루 동안의 혈당을 낮춘다. 식사 때는 상승하는 혈당에 비례해 많은 인슐린이 필요한데, 일정한 농도로 유지되는 기저 인슐린만 쓰면 어떻게 하루 종일 혈당이 좋아지는지 걱정될 수도 있다.

기저 인슐린만 투여 시 식사 때 필요한 추가적인 인슐린은 췌장에서 스스로 분비해서 감당한다. 다행히 2개월 정도 기저 인슐린을 꾸준히 투여하면 인슐린 분비 능력이 호전되어 식사 후 인슐린 분비가 늘어난다는 연구 결과도 있다. 이것은 높은 혈당으로 과부하가 걸려서 지쳐 있던 췌장이 인슐린 투여로 휴식을 취하면서 인슐린 분비 능력을 일부 되찾기 때문으로 보인다.

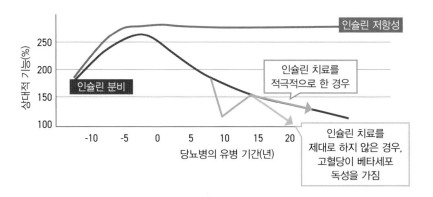

인슐린 치료 시기에 따른 인슐린 분비 능력

당뇨병은 췌장의 베타세포가 지치면서 인슐린 분비가 감소해 혈당이 올라가는 병이다. 스트레스, 세균 감염, 잘못된 식습관 같은 악화 요인이 있으면 췌장 베타 세포의 인슐린 분비 기능이 떨어지면서 갑자기 심하게 혈당이 올라간다. 그때 인슐린 치료를 하면 혈당이 호전되고 췌장 베타 세포의 기능도 회복된다.

치료가 늦어질수록 고혈당에 오래 노출되어 인슐린 분비 기능이 더 빨리 쇠퇴하기 때문에 당뇨병 진단을 받았다면 조기에 인슐린 치료를 결정하는 것이 좋은 선택이다. 남아있던 인슐린 분비 기능이 크게 회복되는 경우에는 인슐린 치료를 시작했다가 다시 중단하고 경구약으로 바꾸는 경우도 드물지 않다.

식사 전에 맞아야 하는 초속효성 인슐린

초속효성 인슐린은 매 식사 전에 맞아 식후혈당을 조절하는 인슐린이다. 건강한 사람은 식사할 때 아주 빠른 속도로 많은 양의 인슐린이 분비되기 때문에 식후혈당이 많이 오르지 않고 일정하게 유지될 수 있다. 식후혈당이 잘 조절되지 않는 당뇨병 환자는 초속효성 인슐린을 식전에 주사함으로써 체내 인슐린 분비 패턴을 원래 췌장의 기능과 유사하게 재현할 수 있고, 이로써 식후혈당을 잘 조절하게 된다.

초속효성 인슐린은 종류에 따라 주사 시간에 약간의 차이가 있다. 작용 시간이 가장 빠른 인슐린이지만, 식사 시 정상 췌장에서 분비되는 인슐린에 비하면 작용 시간이 조금 느린 편이기

초속효성 인슐린의 종류와 작용 시간

상품명(성분명)	작용 시간	최고작용 시간	작용지속시간
노보래피드(아스파트)	10~15분	40~75분	3.5~4시간
애피드라(글루리신)	10분 미만	60분	2~4시간
휴마로그(리스프로)	15분	75~90분	3.5~4시간
피아스프(아스파트)	2.5분	1~3시간	3~4시간

때문이다. 따라서 식사 직전보다는 식사 15분 전에 주사하는 것이 좋다. 다만 피아스프라는 초속효성 인슐린은 작용 시간이 더 빠르게 나타나기 때문에 식사 직전에 주사하는 것이 좋다.

간혹 초속효성 인슐린이 식후혈당을 잡아주는 주사니까 식후에 혈당이 가장 높을 때 맞아야 한다고 생각하는 경우가 있다. 초속효성 인슐린을 식후에 맞으면 식후 1~2시간에는 혈당이 많

초속효성 인슐린이란?

- 식후혈당 상승을 조절하는 인슐린이다.
- 피아스프를 제외하고 주사 후 10~15분부터 작용한다.
- 1~1.5시간에 최대 효과가 나타난다.
- 2~4시간 효과가 지속된다.
- 식사 전에 주사를 맞고 식사해야 한다.

이 오르고 식후 4~5시간에는 저혈당이 오게 되어 주의가 필요하다. 작용 시간이 가장 빠른 인슐린인 피아스프도 식사 직후에 맞는 것보다 식전에 맞는 것이 식후혈당을 낮추는 효과가 30% 이상 더 좋다는 것이 잘 알려져 있다.

두 가지 인슐린이 혼합된
혼합형 인슐린

혼합형 인슐린이란 기저 인슐린과 초속효성 인슐린이 7:3 비율로 섞여있는 인슐린으로, 한 번 주사로 두 가지 인슐린이 동시에 주입되어 작용한다. 예를 들어, 리조덱이라는 제품은 기저 인슐린인 '트레시바'와 초속효성 인슐린인 '노보래피드'가 7:3으로 섞여있는 제품이다. 20단위를 주사했을 때 트레시바 14단위와 노보래피드 6단위가 투여된다.

이런 혼합형 인슐린의 장점은 기저 인슐린을 사용할 때와 마찬가지로 하루 한 번만 주사하면서도 초속효성 인슐린을 추가로 사용할 수 있어서 식후혈당도 조절할 수 있다는 장점이 있다. 다만 기저 인슐린과 중요한 차이점은 혼합형 인슐린에 초속효성

기저 인슐린 : 초속효성 인슐린 = 7 : 3

▶ 20단위 투여 시 기저 인슐린 14단위 **+** 초속효성 인슐린 6단위 동시 투여

▶ 주사 횟수를 1회 줄일 수 있음

▶ 초속효성 인슐린이 포함되어 있으므로 주사 전 탄수화물 섭취를 일정하게 해야 함

● 적게 섭취하면 저혈당 발생

● 많이 섭취하면 고혈당 발생

인슐린이 들어 있기 때문에 식사하기 15분 전이 가장 좋은 주사 시간이라는 점이 다르다. 이 점이 식사와 무관하게 아무 때나 주사하던 기저 인슐린과는 가장 큰 차이점이다.

저혈당 위험을 줄이기 위해 식사 15분 전에 주사

식전 인슐린 주사에서 기대하는 효과는 식후혈당 상승을 막는 것이다. 식사 중에 섭취하는 탄수화물에 의한 식후혈당 상승 시점과 투여하는 초속효성 인슐린 성분의 효과 작용 시간을 같이 고려했을 때 식전 15분 투여를 권고하고 있다.

초속효성 인슐린을 식사 후에 맞으면 식후혈당이 올라갈 때

초속효성 인슐린 성분이 곧바로 작용하지 않는다. 반면에 초속효성 인슐린은 효과가 4~5시간 지속되기 때문에 다음 식전에 저혈당 발생 위험이 높아지게 된다. 그래서 초속효성 인슐린을 포함한 인슐린 투여는 식사 15분 전에 하는 것이 좋다.

기저 인슐린을 투여하던 습관 때문에 혼합형 인슐린을 잠들기 전이나 저녁 식후에 뒤늦게 투여하는 환자들도 있는데 이는 바람직하지 않다. 혼합형 인슐린을 밤에 맞으면 야간 저혈당 발생 위험을 높이므로 반드시 피해야 한다.

중간형 인슐린이 포함된 혼합형 인슐린

혼합형 인슐린 가운데 노보믹스, 휴마로그믹스는 초속효성 인슐린이 포함된 건 동일하지만 포함 비율이 25%, 30%, 50%로 좀 더 다양하다. 리조덱과 비교해 가장 큰 차이점은 포함된 기저 인슐린이 트레시바가 아니라 중간형 인슐린이라는 것이다.

트레시바가 혈당조절 피크 없이 일정하게 작용하는 것에 비해 중간형 인슐린은 투여하고 1시간 이후부터 작용이 시작되어 10~16시간 정도 지속된다. 중간형 인슐린은 아침과 저녁에 2:1 비율로 하루 두 번 투여하는 것을 기본으로 한다.

노보믹스, 휴마로그믹스에는 중간형 인슐린이 혼합되었기 때

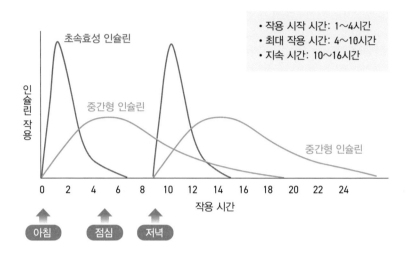

중간형 인슐린 투여 시점에 따른 작용 시간

초속효성 인슐린

중간형 인슐린

중간형 인슐린

• 작용 시작 시간: 1~4시간
• 최대 작용 시간: 4~10시간
• 지속 시간: 10~16시간

인슐린 작용

0 2 4 6 8 10 12 14 16 18 20 22 24

작용 시간

아침 점심 저녁

문에 인슐린 용량을 조절하는 방법이 달라진다. 아침에 주사한 중간형 인슐린은 그날 저녁 식전혈당에 영향을 끼치므로 아침 공복혈당이 아니라 저녁 혈당을 보고 다음 날 아침 용량을 조절하고, 아침 혈당을 보고 그날 저녁 용량을 판단해야 한다.

예를 들어, 아침 공복혈당이 100mg/dL인데 저녁 식전혈당이 250mg/dL인 경우 많은 환자가 저녁 식전혈당이 높다고 해서 저녁 인슐린을 증량한다. 이 경우에는 새벽에 저혈당 발생 위험이 높아진다. 이럴 때는 저녁 식전이 250mg/dL라고 하면 다음 날 아침 인슐린을 10~20% 정도 증량해야 한다. 반대로 아침 공복혈당이 250mg/dL로 높고 저녁 식전혈당이 100mg/dL인 경우

저녁 인슐린을 10~20% 증량해야 다음 날 아침 혈당이 낮아질 수 있다.

고령이나 신장 기능이 아주 떨어지는 환자들은 야간에 기저 인슐린 요구량이 거의 없는 경우가 있다. 이런 환자들은 아침에 노보믹스나 휴마로그믹스를 투여하고 저녁 식전에는 초속효성 인슐린만 투여해도 혈당조절이 양호하게 될 수 있다.

요즘에는 다양한 인슐린을 복합적으로 사용하기 때문에 연속 혈당 측정기를 사용하거나, 식전과 식후혈당 또는 인슐린 투여 기록을 잘 정리해서 혈당 상태를 파악하는 것이 중요하다. 이를 바탕으로 환자의 생활 습관 특성에 따라서 다양한 조합을 생각해볼 수 있다.

IV

연속 혈당
측정기

혈당 측정이 쉬워지는 연속 혈당 측정기

연속 혈당 측정기란 반복해서 혈당을 측정해 실시간으로 혈당을 볼 수 있는 기계다. 손끝에서 채혈해 혈당을 측정하는 방식은 그 순간의 혈당을 측정하기 때문에 혈당 변화를 파악하기 어려웠다. 하지만 연속 혈당 측정은 센서를 통해 5분마다 혈당이 측정된다. 하루에 총 288번의 혈당이 측정되기 때문에 혈당 변화를 한눈에 파악할 수 있다. 혈당 패턴을 알면 식습관이나 생활 습관 교정, 인슐린 용량 조절에 큰 도움이 된다. 또 고혈당이나 저혈당이 발생하면 알람이 울리는 기능이 있어 빠르게 대응할 수 있고, 급격한 혈당 변동의 원인을 파악하는 데도 좋다.

센서로 혈당을 측정하는 원리

일반적으로 자가 혈당 측정은 손가락 끝 모세혈관으로 채혈해서 혈액의 포도당을 측정하는데, 연속 혈당 측정기는 센서를 피부에 부착하기만 하면 혈당을 측정할 수 있다. 게다가 한번 부착된 센서는 기기에 따라 1~2주 정도 사용 가능해 직접 채혈보다 훨씬 간편하다.

피하에 삽입된 센서는 혈관이 아닌 세포 주변 간질액의 포도당을 측정한다. 혈액의 포도당이 세포 간질액으로 전달되는 시

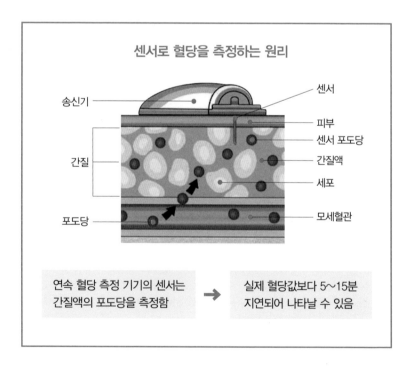

센서로 혈당을 측정하는 원리

송신기 ─── 센서
피부
센서 포도당
간질 ─── 간질액
세포
포도당 ─── 모세혈관

연속 혈당 측정 기기의 센서는 간질액의 포도당을 측정함 → 실제 혈당값보다 5~15분 지연되어 나타날 수 있음

간과 센서의 전기 신호를 포도당 수치로 전환하는 시간이 필요해 연속 혈당 측정기에서 나타나는 혈당값은 실제보다 5~15분, 길게 45분까지도 지연될 수 있다. 특히 급격한 저혈당이나 고혈당 시에는 실제 혈당값과 연속 혈당 측정기의 혈당값 차이가 클 수 있으니 특수한 상황에서는 손끝 채혈로 혈당 확인이 필요하기도 하다.

연속 혈당 측정기의 부착 방법

연속 혈당 측정을 처음 시작하는 환자들이 겪는 첫 번째 난관은 센서를 삽입하고 부착하는 과정이다. 바늘이 몸 안으로 들어가기 때문에 대부분 통증을 걱정한다. 하지만 센서를 삽입하는 과정은 통증이 거의 없다.

특히 요즘 출시되는 삽입기는 도장 찍듯이 위에서 아래로 한 번만 누르는 원터치 방식이라 삽입이 어렵지도 않다. 탁 하는 소리와 함께 매우 짧은 시간에 삽입되기 때문에 통증이 거의 느껴지지 않는다. 기술이 발전하면서 기기의 크기도 계속 작아지고 있어서 작은 동전 크기만 한 기기를 쓰는 사람들도 있다.

통증에 대한 두려움이나 자가 삽입에 대한 부담이 있다면 처음 장착할 때는 타인의 도움을 받는 것도 좋은 방법이다. 통증이 거의 없고 방법이 간편하다는 것을 경험하면 그다음부터는 스스로도 수월하게 할 수 있다.

연속 혈당 측정기 센서는 매일 샤워해도 큰 문제없이 잘 작동한다. 여름이라 땀을 많이 흘리거나 수영 등 물놀이로 떨어질까 걱정된다면 의료용 방수 테이프를 덧붙여주는 것도 좋은 방법이다. 간혹 환자들 중에 초기에 제대로 부착하지 않아서 옷을 입거나 벗을 때 떨어졌다고 하는 경우도 있다. 센서를 부착할 때는 부착 부위를 알코올 솜으로 잘 닦고 말린 다음 피부에 빈틈없이 부착하면 사용 중 센서가 떨어지는 일은 거의 없다.

연속 혈당 측정기별 특징

연속 혈당 측정기는 일반적으로 혈당을 측정하는 센서와 이 혈당을 수신기로 전송하는 송신기(트랜스미터), 송신기로 전송받은 혈당 수치를 표시하는 수신기로 구성되어 있다. 기기의 종류에 따라서 센서가 측정한 데이터를 블루투스로 보내주는 송신기가 따로 있거나 별도의 송신기 없이 센서에 NFC가 일체형으로 포함된 경우도 있다.

주의해야 할 것은 기기마다 센서의 사용 기간에 약간의 차이가 있다는 것이다. 가디언4는 7일, 덱스콤 G6는 10일, 프리스타

일 리브레1은 14일, 케어센스
에어는 15일로 각각 다르다.

기기별로 혈당을 측정하는
방법에도 차이가 있다. 프리스
타일 리브레1은 휴대폰을 센서
에 가져갈 때만 혈당을 확인할

연속 혈당 측정(CGM) 기기
착용시 준비물

☐ 센서
☐ 송신기(=트랜스미터)
☐ 수신기

수 있어서 간헐적 스캔형 연속 혈당 측정기라고 부른다. 이와 달
리 덱스콤 G6, 가디언4, 케어센스 에어는 혈당이 실시간으로 수
신기에 전송되고 휴대폰 앱으로 바로 확인이 가능해서 실시간
연속 혈당 측정기라고 부른다.

덱스콤 G6 송신기는 3개월을 사용할 수 있고, 가디언4 송신
기는 일주일마다 충전하면 1년 동안 사용이 가능하다. 덱스콤
G6나 가디언4는 송신기 수명이 길기 때문에 3개월 이상 측정이
필요한 장기 사용 환자들에게 권하고 3개월 이내 단기간 사용하
는 환자들에게는 프리스타일 리브레나 케어센스 에어를 권하기
도 한다.

1형당뇨병같이 연속 혈당 측정이 필수라면 간헐적 스캔형 연
속 혈당 측정기도 많이 사용하지만 알람 기능이 꼭 필요한 환자
는 실시간 연속 혈당 측정기를 사용한다. 현재 우리나라에 시판

	가디언4	덱스콤 G6	케어센스 에어	프리스타일 리브레1
센서 유효 사용 기간	7일	10일	15일	14일
송신기	1년 사용 (일주일마다 충전)	3개월 사용	센서와 일체형	별도 송신기 없이 센서에 NFC 탑재
혈당 스캔	필요 없음 (실시간 연속 혈당 측정 기기)			필요 (간헐적 스캔형 연속 혈당 측정 기기)
알람 기능	있음	있음	있음	없음
손끝 채혈을 통한 보정	필요 없음 원할 시 가능	필요 없음 원할 시 가능	24시간마다 필요 원할 시 가능	필요 없음 보정 불가능

되는 간헐적 스캔형 연속 혈당 측정기에는 알람 기능이 없기 때문이다. 저혈당을 스스로 잘 못 느껴서 알람 기능이 꼭 필요한 환자는 실시간 연속 혈당 측정기를 사용하기도 한다. 최근 연구에서 간헐적 스캔형 연속 혈당 측정기를 6개월 이상 사용한 1형 당뇨병 환자는 혈당조절이 불충분했지만 실시간 연속 혈당 측정기로 바꾸고 나서 혈당조절이 좋아졌다는 결과도 발표되었다.

연속 혈당 측정이 부정확할 때 대응법

연속 혈당 측정기를 사용하는 환자들 중에 자가 혈당 측정과 수치가 많이 차이 나는 것 같다고 얘기하는 경우가 종종 있다. 두 방법에서 혈당 차이가 많이 나는 이유는 무엇일까?

가장 흔한 상황은 연속 혈당 측정기 센서를 착용한 지 얼마 안 된 경우다. 센서는 부착 후 안정화되기까지 시간이 걸린다. 때문에 센서 착용 후 첫 24시간은 일반적으로 정확도가 떨어지는 편이다. 따라서 처음 사용할 때는 혈당 변동이 크지 않은 취침 전에 부착하도록 추천한다.

혹은 센서가 피부에 잘 부착되어 있는지 손상되지는 않았는지 점검해봐야 한다. 센서가 피부에서 떨어졌거나 손상되었거나 눌려서 압력을 받으면 정확도가 감소할 수 있다. 압력이 가해지는 부위인 허리나 둔부, 또는 앉거나 잘 때 눌릴 수 있는 부위에는 부착하지 않는 것이 좋다. 추천하는 부착 부위는 상완 후부나 복부다.

센서의 유효기간이 지나지 않았는지도 점검해야 한다. 간혹 유효기간이 지난 센서를 사용하는 경우가 있는데, 이 경우 센서의 정확도가 감소해서 혈당에 차이가 많이 날 수 있으니 유의해야 한다.

그 외에도 연속 혈당 측정기의 센서가 간질액의 포도당 농도를 전기 신호로 바꾸는 과정에 몇 가지 약들이 간섭하기도 한다.

대표적으로는 타이레놀 같은 아세트아미노펜 계열의 약이 있다. 혈당이 30mg/dL 이상 꽤 크게 차이가 나기도 했었는데 요즘 나오는 덱스콤 G6나 프리스타일 리브레 같은 기기는 영향을 받지 않는다고 알려져 있다. 이 밖에도 비타민C나 아스피린도 고용량을 먹는 경우 영향을 미칠 수 있다. 비타민C 500mg이나 아스피린 650mg 이상이면 정확도가 감소될 수 있으니 유의해야 한다.

연속 혈당 측정기는 간질액 포도당을 측정하기 때문에 손끝에서 채혈해서 측정한 혈당에 따라 보정해줘야 하는 기종도 있다. 이런 경우는 권고된 횟수만큼 잘 보정했는지도 중요하다. 보정할 때 혈당 측정기가 부정확하면 잘못된 값으로 보정하게 되어서 정확도가 떨어지기도 한다. 따라서 꼭 정확도가 좋은 혈당 측정기를 사용해야 한다.

한 가지 더 주의해야 할 것은 연속 혈당 측정기의 혈당 측정 범위는 일반적으로 40~400mg/dL라고 생각하면 된다. 만약 혈당이 지속적으로 400mg/dL 또는 40mg/dL로 나온다면 혈당이 너무 높거나 너무 낮아서 수치가 계속 동일하게 나오는 건 아닌지 반드시 손끝 채혈로 혈당을 측정해보는 것이 중요하다.

연속 혈당 측정 수치가 부정확한 이유

1. 연속 혈당 측정기 센서를 착용한 지 얼마 안된 경우

2. 센서가 피부에 잘 부착되어 있지 않은 경우

3. 센서가 손상된 경우

4. 센서가 눌려서 압력을 받는 경우

5. 유효기간이 지난 센서를 사용하는 경우

6. 타이레놀 같은 아세트아미노펜을 복용한 경우

7. 고용량 비타민C나 고용량 아스피린을 복용하는 경우

V

인슐린 펌프

체내 인슐린과 유사한
인슐린 펌프

당뇨병 환자가 인슐린으로 치료하는 방법은 여러 가지가 있다. 매일 아침 한 번 투여, 아침저녁으로 두 번 투여, 아침-점심-저녁 세 번 또는 아침-점심-저녁-취침 전까지 네 번 투여, 인슐린 펌프를 이용해서 지속적으로 투여하는 것 등이다. 목표 혈당을 유지하기 위해서는 인슐린 투여 횟수를 늘리거나 지속적으로 투여하는 방법이 훨씬 유리하다. 이런 방법을 위해 개발된 것이 인슐린 펌프다.

간혹 인슐린 펌프를 달기만 하면 환자가 아무것도 하지 않아도 혈당이 조절된다고 오해하는 사람들이 있다. 하지만 그렇지 않다. 인슐린 펌프는 자동차와 같아서 사용 전에 운전 교습과 같은 전문적인 교육이 꼭 필요하다.

인슐린 펌프는 단순히 인슐린만 주입하는 기계가 아니다. 여러 가지 유용한 기능들이 있으므로 제대로 알아야 효과적으로 사용할 수 있다. 실제로 인슐린 펌프는 충분한 교육을 받고 사용해야만 당화혈색소 개선 효과가 있다.

인슐린이 24시간 투여되는 인슐린 펌프

인슐린 펌프는 인슐린이 24시간 계속해서 체내에 투여되도록 하는 기계다. 적은 양의 초속효성 인슐린을 지속적으로 피하 주사하는 것이다. 추가적으로 식사 시간에 맞추어 인슐린을 주입하면 자연 분비되는 인슐린과 거의 흡사한 인슐린 농도를 유지해 혈당을 정상에 가깝게 조절할 수 있다.

최근에 나온 인슐린 펌프는 쉽게 적응이 가능하다. 담뱃갑보다 작은 크기의 인슐린 펌프를 벨트나 옷에 착용하고, 주입 세트 끝의 바늘을 피하에 삽입한 후 펌프를 작동시키면 설정된 값에 따라서 일정량의 인슐린이 계속해서 피하에 주입된다.

매 식사 전에 펌프의 버튼을 눌러 식사 인슐린을 피하로 주입하면 식후혈당을 낮출 수 있다. 이론적으로는 정상인의 췌장 베타 세포에서 분비되는 인슐린의 분비 양상을 100% 모방할 수 있

미니메드® 770G/780G	● 회사: 메드트로닉코리아 ● 자동 인슐린 주입 펌프 (저혈당 도달 전 인슐린 주입 자동 정지 및 혈당 상승 시 기저 인슐린 주입량 자동 증량)	
디아콘 G8	● 회사: 지투이 ● 저혈당 예측 인슐린 정지 기능 탑재	
이오패치	● 회사: 이오플로우 ● 인슐린 주입선이 없는 패치형 펌프 (일회용)	
다나R	● 회사: 수일개발 ● 펌프 전용 리모컨	

는 가장 이상적인 완성형이 인슐린 펌프다. 최근에는 주입선 없이 소량의 인슐린을 장착한 펌프를 피부에 바로 부착할 수 있는 패치형 펌프도 나와 있다.

인슐린 펌프의 장점과 단점

인슐린 펌프의 장점은 주삿바늘을 여러 번 찌르지 않아도 된다는 것이다. 본인의 혈당 패턴에 맞춰서 세밀하게 인슐린 용량을 조절할 수 있는 것도 장점이다. 주야간 특정 시간별로 주입량 조절이 가능하여 업무가 불규칙한 직장인, 야간 당직, 여행, 출장이 잦은 경우, 휴일에 늦잠을 많이 자는 경우, 식사 시간이 자주 변동될 때는 고정된 주사보다 유연성이 커서 편하다. 특히 최근에 많이 사용되고 있는 연속 혈당 측정기와 인슐린 펌프를 잘 활용하면 혈당을 정상에 가깝게 조절할 수 있다는 것이 매우 큰 장점이다.

다만, 미국에서는 1형당뇨병 환자의 약 50~60% 정도가 인슐린 펌프를 사용하고 있는 반면 우리나라는 약 5%의 환자만 인슐린 펌프를 사용하고 있다. 우리나라에서 인슐린 펌프의 사용 비율이 이토록 낮은 이유는 몇 가지 단점이 있기 때문이다.

우선 제도적인 문제가 가장 크다. 인슐린 펌프 교육에 대한 제도가 마련되어 있지 않아, 병원에서는 인슐린 펌프의 조작법과 활용법에 대해 배우기 어렵다. 인슐린 펌프 교육이 잘 된 나라일수록 기기 사용 비율이 굉장히 올라가고 그 혜택은 환자에게 돌아가게 된다. 비유하자면 걷는 것보다 차를 타는 것이 훨씬 편한

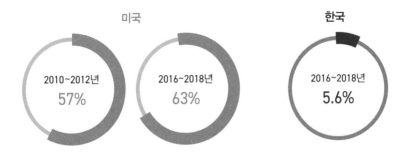

1형당뇨병 인슐린 펌프 사용 비율

미국

2010~2012년
57%

2016~2018년
63%

한국

2016~2018년
5.6%

데, 우리나라의 경우 95%가 걸어야만 하는 상황이다. 다행히 1형 당뇨병 환자에게는 인슐린 펌프 구입 비용의 일부분을 국민건강 보험공단에서 지원해주고 있다. 또 인슐린 펌프의 크기도 많이 작아졌고 기기 조작법도 조금은 간편해져서 많은 환자가 적극적으로 사용해보길 권하고 있다.

이 밖에도 바늘 부위의 피부 감염, 펌프를 고정하는 반창고로 인한 피부 자극, 주입 세트 오작동이나 사용상 부주의로 인한 고혈당, 전지의 차단 등 일상생활에서 겪는 사소한 불편들이 있다. 최근에는 기술적인 발전과 개량으로 인해 이러한 결점이 점차 극복되고 있다.

1형당뇨병 환자에게 가장 도움이 되는 인슐린 펌프

인슐린 펌프는 주로 1형당뇨병 환자가 주 사용 대상이다. 인슐린을 맞고 있는 2형당뇨병 환자의 경우 1, 2회의 주사 요법으로 혈당조절이 안 되는 경우에 사용할 수 있다.

인슐린 펌프 치료와 같이 비용과 노력이 많이 들어가는 치료법은 당장 적용하기에는 현실적으로 어느 정도 제약이 있을 수밖에 없다. 인슐린 펌프 치료의 적응증이 되더라도 인슐린 펌프 치료가 성공적으로 이루어지기 위해서는 여러 가지 노력이 필요하다. 무엇보다 중요한 것은 환자가 펌프를 사용해 혈당조절을 잘하겠다는 동기와 의지가 강해야 한다.

인슐린 펌프의 성공적인 치료를 위해 필요한 것

- 혈당과 인슐린의 관계에 대한 명확한 이해
- 능숙한 인슐린 펌프 조작과 자가 혈당 체크 숙달
- 인슐린 펌프 치료의 부작용과 응급대처법 숙지
- 펌프를 구입하고 소모하는 비용을 유지할 수 있는 경제적 능력

인슐린 펌프 착용 권장 부위

인슐린은 피하지방층에 주입해야 하기 때문에 지방이 많은 부위

에 위치를 주기적으로 바꿔가면서 삽입해야 한다. 주로 권장하는 부위는 복부, 허벅지 바깥쪽, 옆구리 뒤쪽(엉덩이), 팔 바깥쪽이다. 편하다고 같은 부위에 반복해서 주입 세트를 삽입하면 피하지방이 두꺼워져 인슐린 효과가 제대로 나타나지 않을 수 있으므로 계속해서 위치를 바꿔줘야 한다. 특히 배꼽 주위 5cm 이내, 의류가 닿거나 접히는 부위, 상처가 나거나 딱딱한 부위, 움직임이 많은 부위는 피하는 것이 좋다.

피부가 예민해서 인슐린 펌프 주변에 피부 트러블이 생길 때는 센서가 부착된 주변 부위를 코팅하거나 테이프의 알레르기 반응을 줄여주는 연고나 스프레이를 사용한다. 피부가 예민하다면 특수 필름이나 테이프를 사용해도 좋다. 피부 트러블이 있을 때는 의사의 처방을 받아서 염증이나 가려움증을 줄여주는 연고를 사용해볼 수도 있다. 처방받는 연고 외에는 대부분 인터넷으로 직접 구매도 가능하다.

인슐린 펌프 Q&A

Q. 인슐린 펌프 기계가 무겁고 크지 않나?

A. 최근에 개발되어 사용되고 있는 인슐린 펌프는 속옷에 넣거나 벨트에 부착할 수 있을 정도로, 무겁지는 않다.

Q. 기계다 보니 오작동이 있진 않나?

A. 물론이다. 가장 심각한 오작동은 주입 세트가 갑자기 막혀서 인슐린 주입이 상당 시간 중단되는 상황이다. 이럴 때는 갑작스러운 고혈당으로 케톤산증이라는 심각한 합병증을 일으킬 수 있다. 이 밖에도 건전지를 교체해야 하는 경우, 인슐린 잔량이 부족한 경우, 인슐린 주입 세트가 꼬이거나 바늘 끝이 막히는 경우가 있다. 이러한 문제는 인슐린 펌프 경고 알람과 메시지를 잘 활용해 신속히 대처하면 합병증을 예방할 수 있다.

Q. 인슐린 펌프 착용 후 운동을 할 수 있나?

A. 대부분의 운동을 할 수 있는데 방수 기능이 지원되지 않는 인슐린 펌프를 착용하면 수영이나 물놀이를 할 수 없다.

Q. 인슐린 펌프를 착용하면 인슐린 주사를 맞지 않아도 되나?

A. 인슐린 펌프는 펌프 안에 2~3일 정도 사용할 수 있는 인슐린을 저장해두고 피부에 삽입된 주입 세트로 반복해서 인슐린을 투입한다. 따라서 매번 주삿바늘로 찌르지 않아도 된다. 그렇지만 저장된 인슐린을 다 쓰고 나면 다시 인슐린을 채우고 주입 세트를 교체해서 피부에 삽입해야 하기 때문에 3일에 한 번은 피부에 바늘을 찔러야 한다. 하루에 여러 번 인슐린을 투

여했던 환자들에게는 주사 횟수가 확연히 줄어든다는 장점이 있다.

Q. 인슐린 펌프를 착용하면 자동으로 인슐린이 들어가나?

A. 그렇지는 않다. 인슐린은 본인의 혈당 수치와 먹은 음식, 즉 현재 먹고자 하는 음식의 양과 활동량에 따라서 얼마를 주입할지 설정 후 주입 버튼을 눌러야만 들어간다. 인슐린 펌프를 처음 사용할 때는 혈당을 적어도 하루에 6~7회 이상 측정할 것을 권고한다. 혈당 수치는 식사와 운동뿐만 아니라 스트레스, 질병, 기분 상태에 따라서 변할 수 있으므로 혈당에 미치는 요인에 대해 잘 이해하고, 인슐린 펌프를 처음 시작할 때는 전문적인 의료진에게 교육을 반드시 받아야 한다.

[부록]

인슐린에 대한
최소한의 기초 지식

Q1. 혼자 인슐린을 맞는 것이 어려울까요?

펜타입의 인슐린 주사가 널리 쓰이고 있어 사용하기 쉽다. 일반 주사보다 바늘도 작고 가늘어서 아프지 않으며, 사용법을 쉽게 배울 수 있어 누구나 쉽게 혼자서 주사할 수 있다.

Q2. 인슐린 주사는 당뇨병 말기에만 맞는 걸까요?

경구약만으로는 혈당조절 목표에 도달하지 못하거나 당뇨병 진단 초기라도 심한 고혈당과 함께 이로 인한 증상이 있는 경우, 또는 당뇨병 치료 중 더 강력한 혈당조절이 필요할 때는 인슐린 주사 치료를 우선하게 된다. 조기 인슐린 치료는 췌장을 쉬게 해줌으로써 인슐린 생산 능력 회복과 보존에 도움을 주고 당뇨병 합병증 발생을 줄여준다. 즉, 인슐린 치료는 더 이상 당뇨병 말기 환자의 치료가 아니다.

Q3. 인슐린 주사 후 당뇨병이 악화될 수 있나요?

인슐린 주사 후 당뇨병 합병증이 생겼다고 생각하는 경우가 있는데 이는 오히려 인슐린 치료를 늦게 시작함으로써 당뇨병 유병 기간이 오래되고 혈당 수치가 오랫동안 높게 유지되었기 때문에 생겼을 가능성이 높다. 조기 인슐린 치료는 혈당을 낮출 수 있어 합병증 발생 위험을 줄여준다.

Q4. 인슐린 주사는 시작하면 평생 맞아야 하나요?

췌장 베타세포가 기능을 잃어 인슐린을 거의 만들지 못하는 1형 당뇨병 환자를 제외하면 인슐린 치료 기간은 개인의 혈당조절 능력에 따라 달라진다. 혈당이 높을 때 빠르게 인슐린 치료를 시작해 췌장의 인슐린 생산 능력이 회복되면 인슐린 용량을 서서히 줄이다가 먹는 약으로 바꿀 수 있다. 인슐린에 중독성이 있어 한번 시작하면 끊지 못한다는 이야기 또한 근거가 없는 잘못된 정보다.

Q5. 인슐린 주사를 맞으면 저혈당이 오거나 부작용이 심해질 수 있나요?

적절하게 인슐린 투여 용량을 지킨다면 괜찮다. 저혈당은 인슐린의 과량 투여나 지연, 식사량의 부족이나 지연, 운동량이나 육체적 활동량의 증가, 음주 등 여러 요인으로 발생한다. 특히 인슐린 효과가 최대로 나타날 때 운동을 하면 저혈당을 유발할 수 있다.

만약 저혈당이 빈번하게 발생할 때는 의료진과 상의해 원인을 찾아서 이를 제거하거나 교정해야 한다. 알레르기 반응은 대부분 국소적이고, 인슐린 투여 후 2주 이내에 발생해 2개월 이내에 자연적으로 사라진다. 하지만 아토피 병력이 있거나 인슐린을 투여하는 환자 가운데 드물게 전신 알레르기 반응이 일어날 수 있으므로 의료진과 상의가 필요하다.

Q6. 당뇨병에 걸리는 이유는 나쁜 생활 습관 때문인가요?

당뇨병에 대한 일반인의 이해 부족은 사회적 편견을 만드는 주요 원인이다. 흔히 당뇨병은 게으르거나 단 음식을 많이 먹는 등 자기관리에 실패해서 생기는 것으로 생각하는 경우가 많은데, 실제 발병 원인은 유전적 문제 등 다양하다. 주변의 부정적 시선

을 의식해 인슐린 치료를 미루는 것은 병을 악화시키는 원인이

므로 절대 피해야 한다.

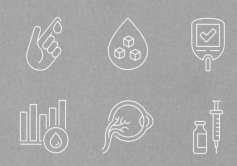

4장

당뇨병 환자의
식사법

I

당뇨병 환자의
기본 식사법

당뇨식은
건강식이다

"당뇨병에 걸리면 뭘 먹어야 하나요?"

당뇨병 환자들에게 식사요법을 권하면 가장 먼저 이런 질문이 돌아오지만, 당뇨병 환자들의 식사요법이라고 해서 좋은 음식과 나쁜 음식이 따로 정해져 있지는 않다. 그보다는 환자의 식사 문제나 식사 습관을 근본적으로 개선하는 것에 초점이 맞춰진다. 특정한 음식이나 식품만을 먹는 것이 아니라 평소에 먹는 음식을 정해진 시간에 규칙적으로, 다양한 식품을 골고루, 자신의 필요 열량에 맞춰 알맞은 양으로 먹는 것이 기본이라는 의미다. 단, 식사의 형태를 일률적으로 정하는 것이 아니라 혈당조절 치료 방법에 따라 의료진과 상의해 가장 이상적이고 건강한 식사를 계획해야 한다.

병원에서 당뇨식을 제공하면 싱거워서 맛이 없다고 말하는 환자가 많다. 사실상 일반 식사와 밥 양 이외에 큰 차이가 없지만 '당뇨식은 맛이 없다'라는 선입견을 가지고 있기 때문이다. 당뇨식은 맛없는 식사가 아니다. 그저 남들보다 조금 더 규칙적으로, 양을 맞춰서 먹는 것이기 때문에 오히려 누구에게나 '건강한 식사'가 될 수 있다.

약물요법 그 이상으로 중요한 식사요법

이상적인 당뇨병 치료는 식사요법 40%, 운동요법 30%, 약물요법 30%의 비중으로 이루어진다. 약물에만 의존한 채 식사요법과 운동요법이 제대로 되지 않으면 혈당을 조절하기 어렵다. 식사, 운동, 약물요법이 혈당 강하에 비슷한 효과가 있다는 것은 이미 오랜 기간 다양한 연구로 밝혀지고 있다.

식사요법을 잘 활용하면 2형당뇨병 환자는 최대 2%까지 당화혈색소가 감소하고, 1형당뇨병 환자도 1.9%까지 당화혈색소를 감소시킬 수 있다는 연구 결과가 있다. 약물요법으로는 당화혈색소가 보통 0.5~2%까지 감소하므로, 식사요법을 통한 관리가 어떤 약물 치료만큼이나 효과적이라는 근거는 확실하다. 가장 큰 문제는 식사요법을 1년 이상 지속하기 어렵다는 것이다. 그럼에도 식사요법은 약물 치료 그 이상으로 중요하다. 실제로 눈에 띄게 혈당이 좋아진 환자에게 그간의 변화를 물어보면 "정말 열심히 식단을 조절했다."라고 말한다. 제대로 실천하면 '인슐린 치료에 맞먹을 만한 치료법'이라고 해도 될 만큼 효과적이므로 당뇨병 환자에게는 꼭 필요한 치료법이다.

균형 잡힌 식사를 해야 한다

당뇨병 환자들의 식단에서 가장 부족하기 쉬운 영양소는 단백질이다. 단백질의 대표적인 식품은 육류인데, 흔히 고기를 많이 먹으면 당뇨병에 좋지 않다고 생각해서 무조건 육류 섭취를 제한하는 사람들이 많다. 그러다 보니 단백질 섭취가 부족해질 수밖에 없다. 한편 밥, 빵, 국수, 라면 등 탄수화물 위주로 식사가 편중되는 경향도 짙다. 탄수화물은 혈당을 상승시키는 주된 영양소다. 따라서 혈당조절을 위해서는 탄수화물의 섭취량을 잘 조절하고 탄수화물 위주의 식사가 아니라 영양소가 균형 잡힌 식사를 하는 것이 중요하다.

균형 잡힌 식사란 섭취하는 음식의 가짓수가 아니라 탄수화물과 함께 단백질, 지방, 채소 반찬을 알맞게 구성하는 식단을 의미한다. 보건복지부와 한국영양학회에서 공개한 '식품 구성 자전거'에는 곡류, 고기·생선·달걀·콩류, 채소류, 우유·유제품류, 과일류에 포함된 식품이 정리되어 있다. 한 끼 식사에 이러한 식품군별로 한 가지씩 선택해 적정량을 섭취하는 것이 가장 이상적이다.

만약 빵을 먹는다면 빵과 함께 닭가슴살 샐러드를 먹는다든가 채소와 달걀을 포함한 샌드위치를 먹는 것이 조금 더 균형 잡힌 식사다. 또한 전반적으로 채소 반찬 섭취도 늘리는 것이 좋다. 외식 메뉴로 채소 반찬을 섭취할 수 있는 비빔밥, 생선회덮밥, 생선탕이나 생선구이류 등의 메뉴를 선택하는 것도 도움이 된다. 평소 즐겨 먹는 밥과 반찬으로 구성된 백반 형태의 식사는 다양한 영양소를 골고루 먹을 수 있는 방법 중 하나다.

적정량을 먹어야 한다

그렇다면 식사의 적정량이란 어느 정도일까? 이는 사람마다 차이가 있는데 먼저 키를 기준으로 표준 체중을 계산하고, 이에 따른 필요 열량을 산정한다. 여성 표준 체중은 키(m)×키(m)×21로 구할 수 있다. 남성은 신체 활동량이 많고 신체 대사량에도 차이가 있기 때문에 키(m)×키(m)×22로 구하면 된다.

그다음으로 하루에 필요한 섭취 열량을 구한다. 하루 섭취 열량은 활동량에 따라 달라지므로 활동량이 적은 일반 직장인들은 표준 체중에 30을 곱하고, 에너지가 떨어져 있고 활동량 자체가 적은 노인은 표준 체중에 25~30을 곱하면 된다. 활동량이 많거나

> **필요 열량 계산법**
>
> ① **표준 체중 구하기(Kg)**
> 여성: 키(m) × 키(m) × 21
> 남성: 키(m) × 키(m) × 22
>
> ② **하루 섭취 열량 계산하기**
> 노인: 표준 체중 × 25(Kcal)
> 직장인: 표준 체중 × 30(Kcal)
> 운동선수: 표준 체중 × 35(Kcal)

운동선수 같은 경우에는 표준 체중에 35를 곱한다.

규칙적으로 먹어야 한다

마지막으로 하루 세끼를 가능한 정해진 시간에 규칙적으로 먹는 것이 중요하다. 실제로 당뇨병 환자들을 대상으로 식사 패턴이나 횟수가 혈당조절에 어느 정도 영향을 미치는지 연구한 결과들은 상당히 많다. 이를 살펴보면 아침 식사까지 포함해서 하루 세끼를 먹은 환자가 당화혈색소 수치가 더 좋게 나오는 것이 확인된다.

몇몇 환자들은 아침 식사를 평생 안 먹었고, 세끼를 챙겨 먹기

어려워 두 끼만 먹기도 한다. 하지만 자세히 들여다보면 아침 식사를 거르고 다른 음식을 식사 대용으로 먹는 경우가 빈번하다. 식사 이외에 대용식으로 선택하는 음식은 대부분 빵이나 떡, 곡물 셰이크처럼 당질이 많거나 고열량, 고지방이다. 결과적으로는 두 끼만 먹는다고 해서 하루 섭취 열량이 2/3에 그치는 것이 아니라 오히려 세끼 열량보다 더 많아지기도 한다.

일반적으로 규칙적인 식사는 3번의 식사와 2번의 간식을 의미한다. 아침을 굶으면 결식으로 인한 공복감 때문에 다음 끼니에 과식하게 되어 식사 조절이 힘들어진다. 그뿐만 아니라 식사 간격이 길어져 저혈당 발생 위험도 높아진다. 이러한 식습관은 오히려 혈당의 변동 폭을 넓히므로 혈당조절에 나쁜 영향을 미치게 된다.

식사 순서를 바꾸면 혈당을 낮출 수 있다

같은 음식을 먹더라도 혈당과 체중을 건강하게 조절하는 방법이 있다. 바로 먹는 순서를 바꾸는 것이다. 최근 이와 관련한 과학적 근거들이 꾸준히 보고되고 있다. 식사할 때 채소류나 단백질류를 먼저 먹고 그다음에 탄수화물을 먹으면 식후혈당을 15~40%까지 떨어뜨린다는 보고가 있다.

식사 순서를 바꾸는 것은 뷔페에서 응용해볼 수 있다. 뷔페는 원하는 음식을 마음껏 먹을 수 있어서 자칫 과식하기도 쉽고 혈당을 급격하게 높일 수 있다는 단점이 있다. 하지만 다양한 음식을 먹을 수 있는 곳이기 때문에 균형 잡힌 식사가 가능하다는 장점도 있다. 단, 중요한 건 음식의 양이다.

무엇보다 개인의 기호를 반영해 음식을 선택하고 식사 순서를 정할 수 있다는 것이 가장 큰 장점이다. 일상적인 식사량을 유지하고 순서를 정해 계획적으로 식사한다면 혈당을 과도하게 높이지 않으면서도 건강하고 맛있는 식사를 즐길 수 있다.

섬유소 + 단백질 → 탄수화물 → 지방 순서로 먹는다

식사 순서가 혈당을 낮추는 원리는 포만감과 흡수 속도를 조절하는 것이다. 우리가 에너지를 얻는 영양소는 탄수화물, 단백질, 지방 이렇게 세 가지가 있다. 하지만 세 가지 영양소가 포만감을 주는 정도는 조금씩 차이가 있다. 동일한 열량을 기준으로 가장 오랫동안 포만감을 영양소는 단백질이고, 그다음이 탄수화물, 그다음이 지방 순이다. 같은 열량이라면 지방이 가장 포만감을 짧게 주는 것으로 나타났다. 따라서 당뇨인에게는 단백질, 탄수화물, 지방 순서에 따른 식사가 권장된다.

포만감을 주는 또 다른 영양소로는 섬유소를 꼽을 수 있는데, 단백질과 함께 식사 초반에 섭취하면 포만감을 더욱 높일 수 있다. 섬유소가 많이 들어있는 메뉴는 샐러드나 나물류의 반찬이다. 단백질이 많이 들어있는 대표 메뉴로는 회, 기름기가 적은 안심스테이크, 해산물 등이 있다. 탄수화물을 많이 가지고 있는

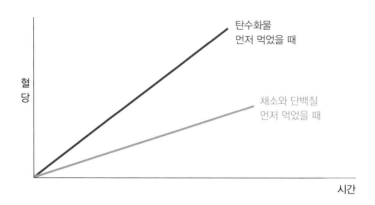

먹는 순서에 따른 혈당치

탄수화물
먼저 먹었을 때

채소와 단백질
먼저 먹었을 때

혈당

시간

메뉴는 밥, 국수, 빵 종류가 있고 지방은 튀김 종류, 기름기가 많은 고기인 갈비, 크림이 많이 함유된 케이크 같은 후식 종류가 속한다.

따라서 채소류와 단백질류를 먼저 섭취하면 포만감을 빠르게 높여 식사량을 줄일 수 있고 혈당도 덜 오르는 효과를 기대할 수 있다. 그뿐만 아니라 채소나 단백질로 배를 채운 후 탄수화물을 섭취하면 체내 흡수 속도가 느려지면서 그만큼 혈당도 천천히 오르게 된다. 인슐린 분비량이나 분비 속도가 다소 떨어지는 2형당뇨병 환자들도 혈당이 천천히 오르기 때문에 혈당조절에 큰 도움이 된다.

또한 채소류나 단백질류를 먼저 섭취하면 장에서 GLP-1 호르몬 분비가 촉진되어 혈당조절에 도움이 된다. 식욕 억제와 체내 열량 소비 증가에 효과가 있는 호르몬인 GLP-1은 당뇨병 치료제로 활발하게 사용되고 있다. 식사 순서를 바꾸는 것만으로도 GLP-1의 분비를 촉진해 혈중 포도당 농도를 떨어뜨릴 수 있다는 것이다.

간식, 양은 줄이고
영양성분을 따져본다

고구마, 감자, 옥수수, 떡 같은 탄수화물 식품을 간식으로 섭취하는 환자들이 많다. 이런 음식이 가공식품인 빵이나 과자보다는 건강에 조금 더 도움이 될 것 같다는 생각에서다. 많은 환자가 간식으로 어떤 식품을 먹어야 할지, 어떤 식품을 제한해야 할지 잘 모르고 또 어려워한다. 간혹 당뇨병 환자는 간식을 섭취하면 안 되는 줄 아는 경우도 있다.

혈당 관리를 위해서는 오히려 똑똑하게 간식을 먹는 게 더 도움이 된다. 섭취하려는 간식의 열량이 어느 정도인지, 탄수화물 함량은 얼마나 되는지, 나트륨 함량이 과하지 않은지 영양성분을 미리 따져본다면 당뇨병 환자도 건강하게 간식을 섭취할 수 있다. 또한 식사와 간식을 명확하게 구분 짓기보다는 하루 섭취 가능한 열량 안에서 다양한 음식을 섭취하며 밥 양을 조금 줄이는 등의 방법을 활용해도 좋다. 간식 선택에 주의깊게 접근한다면 당뇨병 환자도 건강하게 간식 섭취가 가능하다.

고구마, 감자, 옥수수, 떡은 간식보다 식사 대용으로 섭취

고구마 반개는 약 70g 정도 되는데 밥으로 따지면 1/3공기에 해당하고 100kcal의 열량을 가진다. 밥 1/3공기는 1교환 단위로 다른 탄수화물 식품으로는 중간 크기의 감자 1개(약 140g), 중간 크기의 옥수수 반개, 밤 큰 것 3개, 인절미 3쪽 정도가 해당한다.

고구마, 감자, 옥수수, 떡 등의 탄수화물 식품을 먹고 싶을 때는 3가지를 꼭 기억해야 한다. 첫째, 탄수화물 식품을 단순하게 간식으로 생각해서 수시로 섭취해서는 안 된다. 탄수화물 식품으로 분명히 인지하고 간식이 아닌 식사 대용으로 섭취해야 한다. 간식으로 섭취할 경우에는 1회 섭취량을 꼭 지켜야 혈당조절에 도움이 된다.

둘째, 만약 탄수화물 식품을 간식으로 섭취한다면 1교환 단위 이내에서 섭취한다. 만약 밥과 함께 섭취한다면 먹을 수 있는 밥의 양과 탄수화물 식품의 양을 조절해야 한다. 예를 들어, 한 끼에 밥 한 공기만큼의 탄수화물을 먹을 수 있는 사람이 감자 1개를 먹었다면 밥은 2/3공기만 섭취해야 된다.

마지막으로, 감자나 고구마를 반찬으로 섭취할 때도 탄수화물 양을 조절해야 한다. 예를 들면 고구마전, 감잣국, 감자를 넣은 카레를 섭취할 때 주식으로 먹을 밥 양에서 섭취할 탄수화물 양만큼을 덜어내야 한다. 이 3가지를 유의해서 먹는다면 당뇨인들도 감자, 고구마, 옥수수, 떡 등 탄수화물 식품을 건강하게 섭취할 수 있다.

덜 튀기고 탄수화물 함량이 낮은 식품을 선택한다

간식으로 흔히 섭취하는 스낵류나 초콜릿, 쿠키 등은 단순 당질이 굉장히 높고 설탕이 많이 들어가 있으며 버터로 인해 지방 함량이 매우 높다. 하지만 많은 환자가 이런 간식류의 영양성분을 제대로 모르고 그냥 습관적으로 먹는 경우가 많다. 당뇨병 환자들에게는 이런 간식류의 섭취를 자제하도록 권고하고 있는데, 그래도 먹고 싶다면 성분을 따져봐야 한다.

식품 제품 뒷면을 보면 다양한 영양 관련 정보가 표기되어 있다. 열량뿐만 아니라 나트륨, 탄수화물, 지방, 트랜스지방과 포화지방, 콜레스테롤 함량까지 상세히 표시되어 있다. 당뇨병 환

빵, 쿠키, 과자, 초콜릿 등의 간식 섭취의 문제점

- **빵** | 설탕, 시럽, 꿀, 잼 등 단순당 함량이 높고, 버터 등으로 지방 함량도 높음
- **쿠키** | 초콜릿, 시럽, 설탕 등의 단순당 첨가량이 많고, 버터 함유량도 빵에 비해 높은 편
- **케이크류** | 단순 당질 함량이 매우 높고 버터나 지방 함량도 높음
- **봉지 과자** | 대부분 기름에 튀긴 가공 유탕처리 제품으로 지방 함량 매우 높음
- **초콜릿** | 당질 및 지방 함량 높음
- **아이스크림** | 높은 당, 고열량 식품. 콘 종류는 1개에 약 300kcal의 열량, 아이스바도 약 100kcal의 열량을 가지고 있음

자들은 이 표를 꼭 참고해서 간식을 선택해야 한다.

물론 스낵류를 꼼꼼하게 따져보고 선별해서 섭취하는 것도 좋지만 당뇨병 환자들은 직접 만든 채소 칩이나 견과류, 우유, 달지 않은 유제품 등을 간식으로 섭취하는 편이 더 바람직하다. 또한 곤약이나 김은 열량이 적으면서 섬유소가 많기 때문에 적은 양으로도 쉽게 포만감을 느낄 수 있다. 견과류는 지방이 포함되어 있어 열량이 높은 편이지만 당질 함량이 적기 때문에 간식으로 섭취해도 괜찮다. 보통 1회에 땅콩은 8알, 아몬드는 7알, 호

스낵류를 대체할 수 있는 간식 섭취 방법

- **유제품 |** 흰 우유, 달지 않은 두유, 달지 않은 떠먹는 요구르트 등
- **채소 스틱 |** 오이, 당근, 파프리카, 셀러리 등의 채소를 썰어서 스틱으로 섭취. 열량이 적고, 식이섬유소 함량이 많음. 주스나 즙 형태는 피함
- **채소 칩 |** 비트, 당근, 연근 등의 단단한 뿌리채소를 얇게 자른 후 식품 건조기나 오븐, 전자레인지에 돌려 칩 형태로 섭취. 단, 뿌리채소는 당 함량이 높아 적당량만 섭취 가능
- **곤약, 김 |** 곤약과 김은 열량이 적고 당질 함량도 적어 간식으로 활용 가능
- **견과류 |** 견과류는 지방군에 속하는 식품으로 불포화지방산의 급원 식품. 열량은 높지만 당질량이 적어 하루 한두 줌 섭취 가능 (아몬드 7개, 땅콩 8개, 호두(중) 1.5개, 피스타치오 10개)
- **어육류, 콩류 |** 서리태콩은 단백질 함량이 높아 삶거나 볶아서 간식으로 활용 가능. 치즈는 당질 함량은 1회 분량당 1g 미만이지만 염분, 지방 함량이 높으므로 하루 1~2개 정도만 섭취

두는 1개 반 정도가 적당하다.

당뇨병 환자들은 간식을 먹을 때 본인이 먹는 음식이 어느 정도 열량인지, 어떤 성분인지 정확하게 평가하는 것이 중요하다. 혈당계가 있다면 식후에 혈당을 측정해 상승 폭을 확인해보는

것도 도움이 된다. 고강도 운동까지는 필요 없지만 식후에 가볍게 산책하는 것도 혈당을 떨어뜨리는 데 도움이 된다.

라면을 먹을 때는 생면이나 건면으로 스프는 반만

라면은 제품마다 열량이나 특성이 다르다. 흔히 먹는 봉지 라면이나 컵라면은 밥으로 따지면 밥 2공기에 해당하는 600kcal의 열량이며 작은 용기에 담긴 컵라면도 300kcal로 밥 1공기에 해당한다. 간식으로 섭취하기에는 다소 부담스러운 열량이다. 라면 외에 밥까지 추가하면 더 문제다. 탄수화물 섭취가 그만큼 늘어나기 때문에 혈당 상승 폭도 커지게 된다.

그렇다고 해서 당뇨병 환자가 라면을 무조건 제한해야 하는 것은 아니다. 라면을 선택할 때 면 종류를 달리하고 조리 방법을 약간만 변경해도 열량 과다 섭취를 피할 수 있고 급격한 혈당 변동도 막을 수 있다. 시중에 판매하는 대부분의 라면은 기름에 튀긴 면을 사용하지만 일부 제품은 생면이나 건면을 사용한다. 이런 제품을 선택하면 지방 섭취를 80% 가까이 줄일 수 있다. 지방이 줄어들면 열량도 약 40% 정도 줄어들기 때문에 제조 방식을 자세히 보는 것이 매우 중요하다.

라면 스프는 열량보다 염분이 문제다. 라면 한 봉지에 있는 염분 함량은 거의 2,000mg이다. 1일 권장 나트륨 섭취량인 2,300mg에 육박하는 양이다. 따라서 라면을 끓일 때 스프를 반만 사용하면 염분 섭취량을 반으로 줄일 수 있다.

다만, 라면에는 식이섬유소와 단백질이 부족하므로 라면을 더 건강하게 섭취하기 위해서는 양파, 파, 당근, 양배추, 숙주, 버섯 등 본인의 기호에 맞는 채소를 첨가하고 달걀이나 두부를 곁들여 단백질도 보충하면 영양학적으로 훨씬 더 균형 잡힌 라면을 섭취할 수 있다.

국물을 반만 먹거나 아예 먹지 않는 것도 좋은 방법이다. 실제로 당뇨병 환자들은 심혈관계질환을 합병증으로 가지고 있는 경우가 많기 때문에 국물 섭취를 자제하는 게 좋다. 요즘 인기가 많은 짜장 라면이나 쌀국수 계통의 면제품도 섭취할 때는 열량이나 지방, 나트륨 함량을 1일 섭취량에 맞게 조절해서 먹도록 해야 한다.

과일은 종류보다
양과 횟수가 중요하다

과일은 섬유소, 비타민, 무기질 등 좋은 영양소가 풍부하고 그 외에도 항산화 성분, 파이토케미컬 등이 많이 들어 있어서 심혈관질환 예방 효과도 있다고 알려져 있다. 그러나 여러 장점에도 불구하고 대부분 단당류로 이루어져 있어 지나치게 많은 양을 섭취하면 혈당이 급격하게 상승할 수 있어 주의가 필요하다. 과일 자체보다는 섭취량이 문제인 셈이다.

과일 섭취와 당뇨병 위험과의 관련성을 연구한 자료를 살펴보면 과일을 섭취한다고 해서 꼭 당화혈색소가 올라가고 당뇨병 발병 위험이 높아지는 것은 아니다. 과일을 무조건 제한해야 한다는 근거는 부족하다는 뜻이다. 또한 한국, 미국, 캐나다의 당뇨병 가이드라인을 봐도 과일을 비롯한 전곡이나 콩류로 당질을 섭취할 것을 권고하고 있기 때문에 장점도 있는 식품이라는 것을 알아야 한다.

보통 병원에서는 당뇨병 환자들에게 식품 교환표로 적정량을 안내한다. 다만 요즘 나오는 과일은 예전 과일에 비해 당도가 굉장히 높은 편이다. 그러다 보니 요즘 과일을 식품 교환표 기준으로 똑같이 섭취하면 혈당이 많이 올라가는 경우도 있다. 만약 섭취하는 과일이 당도가 높다면 기본 분량에서 섭취량을 조금 줄이는 것이 바람직하다. 혈당조절을 위해서는 과일의 종류보다는 적정 횟수와 적정량 섭취가 가장 중요하다.

과일은 하루에 200g을 섭취한다

적정 과일 섭취량을 살펴본 연구에서 하루 총 200g가량의 과일을 섭취했을 때 2형당뇨병 예방 효과가 가장 좋았다는 결과를 보고한 적이 있다. 과일마다 적정 섭취량이 다르기 때문에 정확하게 기준을 정하기는 어렵지만 한국에서 많이 먹는 과일을 고려하면 1회 분량으로 열량은 50kcal, 당질량은 12g을 보통 권고한다. 따라서 과일 200g은 대략 섭취 권고량을 1~2회 먹는 분량이다.

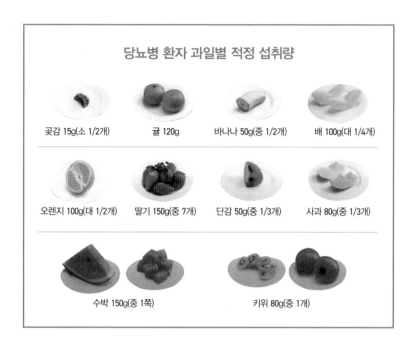

당뇨병 환자 과일별 적정 섭취량

곶감 15g(소 1/2개) | 귤 120g | 바나나 50g(중 1/2개) | 배 100g(대 1/4개)

오렌지 100g(대 1/2개) | 딸기 150g(중 7개) | 단감 50g(중 1/3개) | 사과 80g(중 1/3개)

수박 150g(중 1쪽) | 키위 80g(중 1개)

 귤은 작은 사이즈를 기준으로 2개가 1회 분량이고, 보통 사이즈의 사과는 1/3개, 바나나는 반 개, 포도는 종류에 따라 차이가 있지만 평균 사이즈의 일반 포도는 약 19알 정도가 1회 분량이다. 거봉이나 샤인머스캣 같은 경우 당분이 높으므로 10알 안쪽으로 섭취한다. 방울토마토는 1회 30알까지도 괜찮다. 다만 대추방울토마토는 당도가 높고 크기도 커서 20알까지로 조절해야 한다. 수박은 당도가 높으므로 1쪽만 섭취한다.

 과일은 비록 적은 양이더라도 적정량을 먹는다면 좋은 영양소를 섭취할 수 있고 당뇨병을 예방하는 효과까지 있다고 하니 오히려 건강에 도움이 될 수 있다.

갈아먹지 말고 원과로 섭취한다

과일을 먹을 때는 원과 그대로 먹는 것을 추천한다. 과일을 갈면 원과로 섭취할 때보다 섬유소 함량이 줄어든다. 그뿐만 아니라 과일을 갈아서 주스로 만들 때 첨가하는 요구르트, 올리고당, 시럽 역시 단순당으로 혈당을 빠르게 높일 수 있다.

되도록 신선한 원과를 섭취하는 것이 좋지만 만약 시중에 판매되는 주스를 마신다면 설탕 또는 당류를 첨가하지 않은 무가당 제품을 선택한다. 다만 무가당 제품은 설탕이나 당분을 추가로 첨가하지 않았다는 것이지 당분이 아예 없다는 뜻은 아니다. 주스를 선택할 때도 영양성분표를 보고 당분 함량 정도를 확인하는 것이 좋다.

과일 통조림도 대부분 당이 첨가되어 있기 때문에 가능하면 섭취를 자제하는 것이 좋다. 과일은 식후 바로 섭취하기보다는 식후 2시간 후에 간식으로 먹으면 저혈당 예방에도 도움이 되고 식사 사이의 허기를 조절하는 데도 도움이 될 수 있다.

과일은 수분 함량이 높아 많이 먹어도 혈당을 올리지 않는 식품이라는 인식이 있다. 건강식품이나 비타민 등이 강조되면서 안전한 음식이라고 생각하는 경우가 많지만 과하게 먹지 않는 것이 중요하다. 적정량을 섭취하고 횟수도 1~2회로 제한한다면 건강하게 과일을 섭취할 수 있다.

원칙만 지키면 음주도 가능하다

당뇨병 환자라고 해서 술을 마시는 특별한 원칙이 있는 것은 아니다. 합병증이 없고 간질환이 없다면 약간의 알코올 섭취를 금해야 하는 것도 아니다. 그러나 지나친 음주는 고혈당, 체중 증가 등의 문제를 일으킬 수 있고 인슐린을 사용하는 환자는 저혈당의 위험이 있기 때문에 주의해야 한다.

일반적으로 술 종류에 상관없이 매일, 하루 3잔 이상을 마시면 과도한 음주라고 한다. 여기에 함께 먹는 안주가 혈당을 얼마나 높이는지도 중요하다. 따라서 술자리에서는 어떤 안주를 선택하고, 얼마나 먹는지도 고려해야 한다. 건강에 특별한 문제가 없는 당뇨병 환자의 적절한 음주 횟수와 양은 일주일에 1번,

1~2잔 정도다. 만약 스스로 횟수나 양을 조절하기 어렵거나 술에 의존성이 있다면 아예 금주를 선언하는 것도 좋은 방법이다.

밥과 비교해도 결코 낮지 않은 열량

음식이나 식품에 포함된 영양소는 탄수화물, 단백질, 지방 같은 다량영양소와 비타민이나 무기질 같은 미량영양소로 나뉜다. 이러한 영양소는 없으면서 열량만 있는 대표적인 식품이 바로 술이다. 술을 섭취하면 우리 몸에서는 가장 먼저 술에 들어있는 열량을 소비한다. 그 외에 같이 섭취한 안주에 들어있는 열량은 모두 저장하기 때문에 체중 조절을 해야 하는 당뇨병 환자라면 되도록 음주를 자제하는 것이 좋다.

술에 들어있는 알코올은 1g당 7kcal의 열량을 낸다. 여기에 술의 종류, 제조 방식에 따라 더 많은 열량을 가질 수도 있다. 한국 사람들이 가장 많이 먹는 소주와 맥주를 예로 들면, 소주 1잔(50cc)에는 약 55kcal, 맥주 1잔(200cc)에는 74kcal 정도의 열량이 들어있다. 소주 1병을 다 마셨을 때 열량은 약 400kcal로 밥과 비교하면 소주 1병이 밥 1공기 반과 같은 셈이다. 술 자체의 높은 열량보다 더 큰 문제는 술과 함께 섭취하는 고지방, 고열량의 안주다. 보통 삼겹살 1인분은 560kcal로 소주 2병에 삼겹살 2

인분, 밥이나 냉면까지 먹는다면 못해도 2,300kcal가 넘어간다. 성인 남자 하루 섭취 권고량을 충분히 넘을 수 있는 열량이다.

적절한 음주 습관을 갖는 방법

적정량의 술을 조절해서 마실 수 있다면 안주를 선택할 때도 영양소의 균형을 맞추기 위해 노력해야 한다. 지방을 줄이고 열량을 낮출 수 있는 조리법으로 만든 메뉴를 선택하는 것도 좋다.

삼겹살, 갈비, 족발처럼 기름진 부위보다는 안심같이 기름기가 적은 부위를 택하고 생선이나 두부 등 저지방, 고단백 재료를 이용하는 것도 좋다. 기름기가 적은 조리법을 사용하고 충분한 채소와 함께 섭취할 수 있는 샤브샤브나 수육 등으로 열량 섭취를 줄이는 것도 권한다. 이때 고기만 먹기보다는 적당량의 밥과 채소를 함께 섭취해 영양의 균형을 맞추는 것도 필요하다. 닭가슴살 샐러드를 섭취하는 것도 도움이 된다.

간혹 섭취 열량을 조절하기 위해 안주 없이 술만 마시는 경우도 있다. 인슐린을 맞고 있는 당뇨병 환자나 설폰요소제 등 저혈당을 일으킬 수 있는 약물 치료를 하는 사람이라면 이럴 때 저혈당 위험이 있기 때문에 반드시 주의해야 한다. 우리 몸이 공복 상태일 때 혈당이 유지되는 건 간에서 적절하게 당을 생성해주기 때문이다. 하지만 술을 마시면 간의 당 생성이 억제된다. 따라서 적절한 안주를 섭취하고 술은 1~2잔 정도만 마시는 것이 좋다.

당분이 첨가된 음료는 주의해야 한다

대부분의 음료에는 혈당을 올리는 당질이 들어 있기 때문에 당뇨병 환자라면 되도록 피해야 하는 식품이다. 그렇다고 해서 당뇨병 환자들이 아예 음료를 섭취하지 못하는 것은 아니다. 몇 가지 요소만 구별해서 선택한다면 당뇨병 환자도 음료 섭취가 가능하다. 최근에는 이러한 걱정을 덜어주는 제로칼로리 음료나 무가당, 저열량 음료도 많이 출시되고 있다. 그러나 제로칼로리, 무가당, 저열량 음료라고 해서 마음껏 먹어도 된다는 뜻은 아니다. 역시 양이 중요하다. 제품 뒷면의 영양성분표를 확인해서 혈당을 높이는 당질 함량을 꼼꼼하게 따져봐야 한다.

또한 중요한 것은 음료와 함께 섭취하는 음식의 구성이다. 다이어트 음료는 대부분 햄버거, 피자, 치킨 등과 같은 고지방, 고열량 식품과 함께 먹는 경우가 많다. 때문에 음료 자체보다는 함께 먹는 음식의 구성이 더욱 중요하다. 저열량 제품에 의존하기보다는 전반적인 식습관 개선이 필요하다.

영양 정보의 당류 함량을 확인해야 한다

당뇨병 환자들이 음료를 선택할 때는 제품 뒷면의 영양 정보를 꼭 살펴봐야 한다. 영양 정보는 우리가 먹는 모든 가공 식품에 표기되어 있는데, 여기에는 굉장히 많은 영양소 정보가 담겨 있다. 당뇨병 환자들은 당을 조절해야 하므로 특히 탄수화물과 당류 함량을 확인해야 한다. 탄수화물은 음료 하나를 다 먹었을 때 섭

제로 음료수 영양성분표

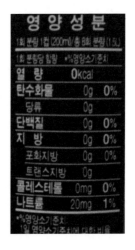

취할 수 있는 총 탄수화물 양을 의미한다. 당류는 음료 안에 들어 있는 단당류와 이당류를 나타내는 것이다.

예를 들어, 탄수화물이 22g 들어있고 당류도 22g으로 표기되어 있다면 100% 당류 식품이라는 뜻이다. 콜라의 경우 탄수화물이 27g이고, 당류 역시 27g으로 표기되어 있다. 100% 당류 음료

음료별 열량 및 탄수화물 비교

음료 190ml 기준	열량(kcal)	탄수화물(g)	제조사
무설탕 두유	95	4	M
무설탕 검은콩 두유	115	7	M
일반 두유	125	17	M
콜라	82	20.5	C
오렌지주스	80	19	M
우유	123.5	9	S
이온 음료	46.5	11.6	D

인 셈이다. 영양 정보를 살펴볼 때 열량만 확인하는 경우가 많은데, 당류 함량을 꼭 살펴야 하는 이유가 있다. 일주일 동안 매일 같은 시간에 각기 다른 음료 190mL를 먹고 연속 혈당 측정기를 이용해 혈당을 재본 결과가 있다.

무설탕 두유, 무설탕 검은콩 두유는 다른 음료에 비해 열량은 높은 편이지만 탄수화물 함량이 낮다. 반면 콜라, 오렌지주스, 이온 음료는 그에 비해 열량은 낮지만 탄수화물 함량이 높다.

주목할 것은 음료를 마신 후 혈당의 변화다. 열량은 높지만 탄수화물 함량이 낮은 무설탕 두유, 무설탕 검은콩 두유는 혈당 변동이 거의 없다. 하지만 열량이 가장 낮은 이온 음료는 식후 1시간까지 혈당이 계속 상승한다. 바로 탄수화물 함량 때문이다. 열

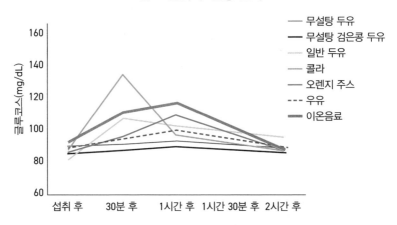

음료 섭취 후 혈당 변화

무설탕 두유
무설탕 검은콩 두유
일반 두유
콜라
오렌지 주스
우유
이온음료

량이 낮더라도 탄수화물 함량이 높다면 혈당이 급격히 올라갈 수 있다는 점을 기억해야 한다. 따라서 음료를 선택할 때는 열량만 따져볼 것이 아니라 탄수화물, 특히 당류 함량을 꼭 확인해야 한다.

제로칼로리, 저열량 음료에도 열량과 당류는 존재한다

다이어트 음료라고도 불리는 제로칼로리 음료는 설탕 대신 소르비톨, 아스파탐, 사카린, 수크랄로스 등과 같은 대체감미료를 사용해 단맛을 낸 음료를 말한다. 대체감미료 중 하나인 아스파탐은 설탕과 열량은 동일하나 단맛은 설탕의 200배에 달한다. 가공식품을 제조할 때 설탕 사용량의 1/200 정도만 사용해도 동일한 단맛을 내기 때문에 저칼로리 음료를 만들 때 널리 사용되고 있다.

한때 사카린 등 대체감미료의 유해성에 대해 많은 논란이 있었지만 지금은 비교적 안전한 식품첨가물로 평가되고 있다. 제로 콜라에 사용하는 감미료인 수크랄로스와 최근 발암물질로 논란이 되고 있는 아스파탐의 경우 FDA가 권고하는 일일섭취허용량 이내로 섭취하면 안전한 것으로 밝혀졌다.

일반적으로 제로칼로리 음료수는 열량이 0kcal로 표기되어 있지만 실제로는 열량과 당류가 소량 존재한다. 식품성분표시 규정에 따라 음료 100ml당 4kcal 미만일 경우 0kcal로 표시할 수 있다. 당류 또한 음료 100ml당 0.5g 미만일 경우 무당류로 표기할 수 있기 때문이다. 엄격하게 본다면 열량과 당류가 아예 없는 것은 아니다. 하지만 매우 소량이기 때문에 혈당에 큰 영향을 미치지 않는다.

흔히 스포츠 음료로 알려진 이온 음료는 우리 몸에 필요한 나트륨, 칼륨 등 전해질이 빠르게 흡수될 수 있도록 만들어진 음료다. 대부분 탄수화물로만 이루어져 있기 때문에 당뇨병 환자의 경우 섭취 시 주의가 필요하다.

음료를 물로만 바꿔도 혈당 관리에 도움이 된다

가당 음료에 포함된 단순당을 인공감미료로 대체한 제로칼로리 음료는 열량과 당분 함량이 거의 0에 가까워 당뇨병 환자도 마실 수 있다. 일부 연구에서는 제로칼로리 음료가 치아우식증 감소, 체질량지수 감소와 같은 긍정적인 영향을 가져온다고 보고하기도 했다. 그러나 또 다른 연구에서는 제로칼로리 음료를 섭취해도 2형당뇨병, 고혈압의 발생 위험이 있는 것으로 나타나 당뇨병이나 성인병 예방에 효과적이지 않다고 보기도 한다. 따라서 열량과 당분이 낮거나 거의 없는 음료는 혈당 상승에 영향을 미치지는 않지만 당뇨병에 특별히 도움되는 것은 아니란 사실을 기억해야 한다. 오히려 평소 섭취하는 음료를 물로 바꾸기만 해도 에너지 섭취 감소로 비만율이 낮아진다는 연구도 많이 발표되고 있다.

비만 여성을 대상으로 6개월간 식사 후 물 섭취를 지속한 군과 제로칼로리 음료를 섭취한 군의 변화를 비교한 임상 시험연구에 따르면 물 섭취 군에서 체중이 더 많이 감소했고, 인슐린 저항성을 포함한 전반적인 당대사 지표가 개선되었다. 또한 평소 제로칼로리 음료를 자주 마셨던 비만한 2형당뇨병 환자도 식후에 물을 섭취하자 24주 후 눈에 띄게 체중이 감소했다.

결론적으로 음식 섭취에 대한 스트레스를 줄이기 위해 당뇨병 환자도 제로칼로리 음료를 마실 수 있지만 어떤 음식을 함께 먹는지가 중요하고, 되도록 음료보다는 물을 자주 섭취하는 것이 체중 및 혈당 관리에 도움이 된다.

당류를 첨가하지 않은 커피는 당뇨병에 효과적이다

커피 성분에는 카페인, 클로로제닉 애시드 같은 생리활성 물질들이 들어있다. 이런 성분들은 2형당뇨병의 위험을 낮추는 것으로 알려져 있다. 2020년에 서울대 식품영양학과 이정은 교수팀은 40~69세 성인 4,054명을 대상으로 커피 섭취와 당뇨병 발생 위험의 상관성을 12년 동안 추적 관찰했다. 그 결과 아메리카노를 하루 2잔 이상 마시는 사람들이 마시지 않는 사람보다 당뇨병 전단계나 2형당뇨병 발생 위험이 39% 낮았다고 보고했다. 다만 커피의 긍정적인 효과는 설탕이나 우유 같은 다른 것이 섞여 있지 않은 에스프레소나 아메리카노를 마실 때만 기대할 수 있다.

하지만 현재 시중에 나와 있는 커피 음료나 스틱형 커피 믹스는 시럽, 설탕, 크림, 지방 등이 첨가되어 열량과 당류 섭취를 높이므로 당뇨병 환자는 섭취에 반드시 주의해야 한다. 일반적으로 가장 많이 마시는 스틱형 커피 믹스는 하나당 약 50kcal에서 많게는 85kcal의 열량을 가지고 있다. 아메리카노나 블랙커피가 약 5kcal인 것을 생각해보면 약 10배 이상 열량 차이가 난다. 당뇨병 환자가 마음 놓고 마시기에는 문제가 있다.

만약 식후에 커피 믹스를 마시고 싶다면 과일이나 간식 대신 섭취하는 것은 가능하다. 단 설탕을 조절할 수 있다면 설탕을 넣지 않고 섭취하는 것이 좋다. 커피 믹스가 문제되는 또 다른 이유는 프림이 첨가되어 있다는 것이다. 프림은 식물성 경화유지, 코코넛유라는 성분으로 고기에 붙어있는 기름과 같은 포화지방산이다. 특히 코코넛유는 버터보다 포화지방산 비율이 높다. 따라서 커피 믹스를 선택하기 보다는 커피에 저지방 우유를 첨가해 먹는 것이 좋다.

커피 대신 마실 수 있는 음료로는 탄산수나 녹차, 디카페인 캐모마일, 루이보스, 보리차를 추천한다. 당뇨병 환자 중에 신장 기능이 떨어져 있는 환자들은 물 대신 차 종류를 많이 마시면 칼륨과 인 등의 전해질 수치가 올라갈 수 있어서 다량 섭취는 주의가 필요하다.

체중 조절의 핵심은 규칙적인 식사 습관

당뇨병 식사는 특별한 치료식의 개념보다는 건강한 식사이고 체중 조절을 원하는 사람들에게는 다이어트 식단도 될 수 있다. 에너지 섭취가 많고 활동량이 줄어들면 체중이 증가하므로 필요 이상의 식사는 혈당조절에도 좋지 않다. 따라서 규칙적으로 식사하며 식사량을 맞추는 것은 당뇨병 환자들이 지켜야 하는 가장 기본적인 식사 습관이다.

최근 당뇨병 환자들에게 관심을 받는 간헐적 단식은 잘 활용하면 야식 섭취 등 좋지 않은 식습관을 조절하는 데 도움이 되지만 공복 시간이 길어지면서 저혈당 위험을 높일수 있다. 또 한 번에 먹는 식사량이 늘어나면 식후혈당이 급상승할 수 있으므로 주의가 필요하다.

식사량과 혈당을 조절하기 위해서는 규칙적인 식사가 가장 중요하다. 규칙적인 식사는 다음 끼니의 과식을 예방해 식사량을 조절하는 데 도움이 되고 불필요한 간식 섭취를 막아준다. 따라서 유행하는 다이어트, 지속하기 힘든 다이어트를 실행하기 이전에 규칙적인 식사 습관을 갖는 게 먼저다.

저탄고지, 장기적으로는 심혈관질환의 악화 원인이다

저탄고지는 말 그대로 탄수화물을 적게 먹고 지방을 많이 먹는 다이어트 식사를 말한다. 일반적인 탄수화물 권장 섭취 비율은 전체 열량의 약 50~60%인 것에 반해 저탄고지는 전체 열량의 약 5~10% 정도만 탄수화물을 섭취하고 70% 이상은 지방을 섭취하는 것이다.

저탄고지 식이의 원리는 식사 초반에 많은 지방을 먹어 포만감을 유도하고 식욕을 떨어뜨리는 것이다. 지방질을 많이 먹으면 우리 몸에서는 케톤이 증가하는데, 케톤은 식욕을 떨어뜨리는 작용을 한다. 단기적으로는 당연히 체중이 줄어든다.

문제는 이 식단을 장기적으로 계속 유지하기가 힘들다는 것이다. 저탄고지 식사를 학문적으로 연구하는 곳에서는 '좋은 식품에서 유래한 지방질'을 먹도록 권유하고 있는데 이를 실천하는데는 그만큼 경제적인 부담도 따른다. 그래서 커피에 버터를 넣거나 삼겹살을 매우 많이 먹기도 한다. 모두 불포화지방산이 아니라 포화지방산이 많은 지방식이므로 문제가 된다.

실제로 초기 당뇨병 환자들이 저탄고지식으로 3개월 만에 3kg에서 많게는 5~6kg까지 감량하는 경우도 있다. 하지만 5~6개월이 지나면 이상지질혈증이 매우 심해지기도 한다. 저탄고지식은 혈당 또는 체중 감량에 단기 효과는 있지만 장기적으로 이상지질혈증을 악화시키고 심혈관질환 발생 위험 증가와 연관되기때문에 주의해야 한다.

간헐적 단식의 방법에 따라 효과가 다르다

간헐적 단식은 일정한 시간 간격을 두고 단식하는 방법이다. 간헐적 단식에는 여러 가지 방법이 있다. 일주일 중에 이틀을 굶고나머지 5일을 먹는다든지, 3일을 먹고 하루를 안 먹고 또 3일을먹는다든지, 하루 중에서 특정 시간에만 식사하고 나머지 시간에는 먹지 않는 것이 주로 사용되는 방법이다. 방법에 따라서 결과는 조금씩 달라진다. 간헐적 단식으로 다이어트 효과가 나타날 수는 있지만 당뇨병 환자의 당화혈색소를 낮추는 것에는 크게 영향을 주지 않는다는 연구도 있다. 그뿐만 아니라 당뇨병 환자들은 매일 일정하게 식사해야 하는데 갑자기 단식함으로써 저혈당이 발생할 위험도 크다. 따라서 당뇨병 환자들에게 적극 권장할 다이어트 방법은 아니다.

간헐적 단식의 한 종류로 시간제한 다이어트라는 것도 있다. 하루 중에서 일정한 시간은 먹고 일정한 시간은 먹지 않는 방법이다. 우리 인체에는 생체 시계가 있다고 알려져 있다. 일주기라고 해서 밤에는 스트레스 호르몬이 나오지 않다가 아침이 되면 스트레스 호르몬이 나오는 것처럼 낮과 밤에 따라서 몸의 주기가 달라지는 호르몬들이 많다. 그걸 잘 살려서 실제 대사가 시간 주기에 맞춰서 유지되도록 하는 것이 시간제한 다이어트다.

보통 시간제한 다이어트 방법 중에는 저녁 8시 이후 또는 저녁 6시 이후부터 16시간 금식하고 나머지 낮 시간대에 8시간 동안만 먹는 방법이 가장 보편적이다. 이 시간제한 다이어트의 가장 큰 특징은 안 먹는 시간을 제외한 시간에는 하루에 필요한 총 열량을 모두 섭취할 수 있다는 것이다.

최근에 시간제한 다이어트로 메타 분석된 자료를 살펴보면 똑같은 열량을 먹어도 정해진 시간 내에만 먹고 나머지 시간에 금식하면 체중 감량이나 혈당조절에 도움이 된다는 결과가 나와 있다. 따라서 온종일 굶는 다이어트가 아니라 8시간 정도 먹을 수 있는 시간을 정해두고 그 안에서 세끼 식사를 규칙적으로 하는 방법은 당뇨병 환자도 취해볼 수 있는 다이어트 방법이다.

8시 이후 야식 섭취만 줄여도 된다

저탄고지나 간헐적 단식 등 식사요법의 가장 큰 문제점은 환자들이 장기적으로 실천하기 어렵다는 것이다. 많은 당뇨병 환자가 다이어트에 관심을 갖는 가장 큰 이유는 체중 감량 때문이다. 물론 간헐적 단식이 체중 감량에 영향을 줄 수도 있지만 연구 결과들을 보면 간헐적 단식 자체보다는 열량을 제한한 것이 큰 영향을 미쳤을 가능성이 높다.

체중 감량이나 혈당조절을 잘하려면 우선 규칙적인 식사를 해야 한다. 시간도 중요하지만 당질 섭취량을 아침, 점심, 저녁 균일하게 분배하는 것도 중요하다. 규칙적인 식사를 하면 불필요한 간식 섭취를 줄일 수 있고 폭식이나 과식도 막을 수 있기 때문이다.

실제로 시간제한 다이어트까지는 아니더라도 하루 세끼 규칙적으로 식사하고 저녁 8시 이후로 야식만 줄여도 체중 감량에 효과적이다. 빈번한 야식 섭취로 5~8kg이 늘어서 내원한 환자에게 세끼를 규칙적으로 먹고 8시 이후로 아무것도 먹지 말 것을 제안했는데, 2개월 뒤에 5kg 이상을 감량해서 재방문한 사례가 있었다. 다이어트의 성공 비법을 물어보니 8시 이후 금식만 실천했다고 한다. 처음에 야식을 끊는 것이 힘들었지만 규칙적인 식사를 하니 불필요한 간식을 먹지 않게 되었고 야식도 끊으면서 다이어트에 성공한 것이다.

너무 늦은 밤의 식사는 다음 날 공복혈당 조절에도 좋지 않기 때문에 저녁 식사 시간이 늦어지지 않도록 하는 것이 좋다. 만약 야근 후 퇴근해서 집에서 식사하는 시간이 너무 늦어질 것 같다면 건강한 메뉴로 간단히 외식한 후 퇴근하는 것도 하나의 방법이다. 어쩔 수 없이 늦은 시간에 식사를 해야 한다면 식사 전에 채소 스틱이나 유제품 등 간단하게 간식을 섭취해 과식하지 않도록 미리 조절하는 것도 좋은 방법이다.

'천연식품이니까 괜찮겠지'
라는 생각이 위험하다

돼지감자, 여주, 노니 등은 당뇨병 환자들 사이에서 당뇨병에 좋은 식품으로 잘 알려져 있다. 생으로 섭취하는 사람부터 말려서 차로 끓여 먹거나 주스로 섭취하는 사람까지 다양하다. 하지만 이런 천연식품은 섭취량이나 부작용 등이 제대로 밝혀지지 않았다.

식품이 지닌 몇 가지 성분만으로 혈당을 낮춰주는 약처럼 맹신하면서 의존해서는 안 된다. 물론 이런 식품들이 저마다 좋은 성분을 가진 것은 맞지만, 상품으로 제조되는 과정에서 다른 불순물이 들어가면서 예상치 못했던 부작용이 나타날 수 있다.

천연식품 검증이 잘 된 식품 위주로 하루 섭취 열량 안에서만 적절하게 섭취해야 한다. 섭취 전에는 반드시 의사와 상담하는 것이 좋다. '천연식품이니까 괜찮겠지'라는 생각으로 마음대로 먹기보다는 건강식품도 부작용에 대한 위험이 있다는 것을 항상 염두에 두어야 한다.

돼지감자: 혈당 감소 효과, 근거 부족

돼지감자를 혈당조절에 좋은 식품이라고 생각하는 이유는 '이눌린inulin'이라는 성분 때문이다. 이눌린은 당 성분이 뭉쳐진 것으로, 원래 당 성분은 우리 몸에 들어오면 효소에 의해 쪼개져서 흡수되는데, 이눌린은 우리 몸에 분해하는 효소가 없다. 그래서 흡수가 안 되고 당이 올라가지 않는다는 이유로 건강식품이라고 생각하게 되었다.

하지만 2011년 돼지감자와 관련된 13개 연구를 메타 분석한 자료를 보면, 4개의 연구에서만 돼지감자가 혈당을 떨어뜨리는 효과가 있는 것으로 나타났다. 그중에서도 유의미하게 혈당이 떨어진 결과는 단 1건에 불과했다. 따라서 돼지감자의 혈당 감소 효과를 모든 환자에게 일반화할 수 있는 근거는 부족하다.

게다가 밥의 주 영양소는 탄수화물이고 감자나 돼지감자도 탄수화물을 공급하는 식품이다. 혈당을 조금 더 천천히 올리고 싶다면 먹는 양을 조절해야 한다. 밥을 조금 줄이고 그만큼 돼지감자를 반찬으로 먹는 정도는 괜찮지만, 식사를 하면서 돼지감자를 혈당조절 목적으로 약처럼 따로 더 먹는다면 원하는 혈당 강하 효과는 기대하기 어렵다.

또한 돼지감자는 일반적으로 소화 효소에 의해서 분해되는 성분이 아니기 때문에 섭취 후 불편감이 생기거나 심하면 설사를 유발하기도 한다. 칼륨도 높아 신장이 나쁜 당뇨병 환자들은 섭취에 각별히 주의해야 한다. 환자 중에는 본인이 신장 기능이 나쁜지 모르는 경우도 있기 때문에 돼지감자를 섭취할 때는 과하지 않게, 전체 열량 안에서 조절해서 섭취해야 한다.

여주, 노니: 약의 효능을 바라고 먹어서는 안 된다

여주가 당뇨병에 효과가 있다고 알려지게 된 것은 '카라틴charatin'이라는 성분 때문이다. 카라틴은 췌장의 베타세포에서 인슐린 분비를 원활하게 해줌으로써 혈당 수치를 좋아지게 한다고 알려져 있다.

여주가 혈당을 좋게 했다는 연구들이 일부 있지만 대부분 쥐와 같은 동물 실험에서 밝혀진 결과다. 아직 사람에 관한 연구가 거의 없기 때문에 정량이나 부작용 등이 명확하지 않다. 실제로 얼마나 먹어도 괜찮은지 밝혀지지 않은 만큼 과다 복용으로 피부나 간에 악영향을 미친다고 보고된 적도 있다.

당뇨병에 좋다고 알려진 또 다른 식품 중에 노니가 있다. 항염증 작용을 비롯한 여러 가지 다양한 효능이 있다고 알려진 노니를 당뇨병 환자들도 많이 찾고 있다. 그러나 실제로 노니를 섭취하고 간 기능이 악화되면서 혈당까지 높아져서 입원한 환자 사례도 있다.

양파즙: 액상보다 양파 자체로 먹는 것이 좋다

양파와 양파즙은 건강식이라고 알려진 지 매우 오래된 식품이다. 양파가 비만, 고혈압, 당뇨병 등에 미치는 효과에 대한 연구는 많다. 그중에서도 '퀘르세틴quercetin'이라는 성분은 세포에서 당대사나 산화환원 반응에 사용되는 NAD라는 물질을 올리는 것으로 알려져 있다. NAD는 당뇨병뿐만 아니라 비만, 고혈압에도 효과가 있다는 일부 연구 결과들이 있다. 동물 실험에서는 NAD를 올리는 것이 쥐의 수명을 2~3배 더 연장한다는 결과들도 있다. 이 퀘르세틴이라는 성분 때문에 양파가 건강에 좋다고 알려졌다.

당뇨병 환자 측면에서 보자면 양파는 췌장에서 인슐린 분비를 활성화하고, 간에서 당이 잘 저장될 수 있게 해주고, 근육에서 당을 많이 가져다 쓸 수 있게 해서 혈당조절에 도움이 많이 된다. 문제는 이런 성분을 어떻게 효율적으로 섭취하느냐다.

양파의 좋은 성분과 효능을 알고 있는 환자들은 이 성분들을 좀 더 많이 먹고 싶지만 요리만으로 섭취하기 어려우므로 농축된 진액 형태로 섭취하는 경우가 많다. 하지만 양파즙 안에는 꽤 많은 양의 당질이 포함되어 있다. 식사 후 추가로 양파즙을 먹는다면 본인도 모르게 과한 당질을 섭취하게 된다. 양파는 다양한 음식에 양념 같은 느낌으로 추가해 먹거나, 생으로 먹거나, 볶아서 먹는 것이 좋다. 효능을 보고자 즙으로 만들어서 과량을 섭취하는 것은 영양학적으로 권장하기 어렵다.

II

탄수화물
계량법

당뇨 환자가 알아야 할
탄수화물의 모든 것

혈당조절에 가장 중요하지만 어려운 것은 식사다. 세상에 맛있는 음식이 너무 많기 때문에 식단 관리는 쉽지 않다. 그래서 당뇨병약을 열심히 먹거나 운동을 열심히 하는 것만으로 혈당조절을 하려는 당뇨병 환자들이 많다. 하지만 식사 관리가 기본으로 되지 않으면 혈당조절은 굉장히 어렵다.

우리가 식사로 섭취하는 탄수화물, 단백질, 지방 같은 영양소는 체내에서 소화되면서 포도당으로 분해되거나 전환돼서 혈당을 올린다. 예전에는 혈당을 올리는 요인으로 탄수화물에만 초점을 두었는데 요즘에는 단백질과 지방이 식후혈당에 주는 영향도 중요하게 눈여겨보고 있다.

그 이유는 탄수화물이 최대 100%까지 포도당으로 분해된다고 하면 단백질은 절반 정도, 지방은 10% 정도가 포도당으로 바뀌기 때문이다. 그뿐만 아니라 위에서 음식물이 배출되는 시간이나 인슐린이 작용하는 효율에도 영향을 미쳐서 식후혈당에 영향을 준다. 단백질과 지방은 탄수화물을 먹었을 때와는 또 다른 패턴으로 혈당을 올리기 때문에 식후혈당조절을 위해서는 탄수화물, 단백질, 지방의 섭취량을 모두 고려해서 식사해야 한다. 물론 그중에서 가장 중요한 것은 탄수화물 양을 조절하는 것이다.

영양소에 따라 혈당이 오르는 시간도 다르다

탄수화물은 크게 단순당과 복합당으로 구분된다. 단순 당질은 설탕, 꿀, 주스, 탄산음료 같은 식품들이고 흡수가 빨라 혈당을 금세 올린다. 이러한 단순당은 저혈당이 왔을 때를 제외하고는 가능한 피하는 것이 좋다. 반면 복합당은 현미, 잡곡, 감자, 고구마같이 상대적으로 혈당을 천천히 올리는 식품을 말한다. 이런 복합당은 체내에서 필요한 만큼 적절한 양을 섭취하는 것이 필요하다.

보통 식사를 하면 식사 시작부터 2시간까지를 혈당이 최고치에 오르는 시점으로 보지만, 먹는 음식에 따라서 혈당이 오르고

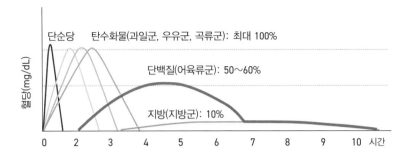

영양소에 따른 식후혈당 그래프

단순당

탄수화물(과일군, 우유군, 곡류군): 최대 100%

단백질(어육류군): 50~60%

지방(지방군): 10%

혈당(mg/dL)

0 2 3 4 5 6 7 8 9 10 시간

내리는 시점이 다를 수 있다. 예를 들어, 단순당인 설탕이나 꿀은 섭취 후 15~30분 만에 혈당이 최고치로 오르기도 한다. 반면 기름진 고기나 튀김처럼 지방과 단백질이 많은 음식은 소화 흡수가 느려서 섭취 후 3~4시간이 지나야 혈당이 올라간다. 이럴 때 식후 2시간 혈당은 정상이어도 3~4시간이 지나서 고혈당이 올 수 있기 때문에 혈당조절이 잘 안 되는 사람들은 식후 4~5시간까지 혈당을 측정해보길 권한다.

탄수화물 양, 식품 교환표를 참고할 것

간혹 혈당이 안 오른다거나 몸에 좋다는 이유로 잡곡이나 고구마를 제한 없이 섭취하는 사람들이 있다. 이런 식품도 단지 식이섬유가 많아서 혈당이 천천히 올라가는 것이지, 안 올라가는 것

1교환 단위 음식 예시

곡류군

 쌀밥 70g(1/3공기)
 잡곡밥 70g(1/3공기)
 식빵 35g(1쪽)
 인절미 50g(3개)

 감자 140g(중 1개)
 고구마 70g(중 1/2개)
 마른 국수 30g
 삶은 국수 90g(1/2공기)

과일군

 귤 120g
 바나나 50g(중 1/2개)
 배 110g(대 1/4개)
 사과 80g(중 1/3개)

 토마토 350g(소 2개)
 수박 150g(중 1쪽)

어육류군

 돼지고기(안심) 40g
 쇠고기(등심) 40g
 두부 80g(1/5모)
 갈치 50g(소 1토막)

 새우(중하) 50g(3마리)
 물오징어 50g(몸통 1/3등분)

지방군

 식물성기름류 5g (1작은스푼)
 드레싱류 10g (2작은스푼)
 땅콩 8g(8개)
 호두 8g(중 1.5개)

채소군

 시금치 70g(익혀서 1/3컵)
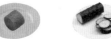 당근 70g(대 1/3개) 오이 70g(중 1/3개)
 표고버섯 50g(대 3개)

 연근 40g
 도라지 40g

은 아니다. 그 밖에도 당면, 토란, 마, 은행 같은 식품은 물론 대추, 올리브, 토마토 같은 과실류도 탄수화물 식품으로 분류한다.

탄수화물에 대한 정보를 좀 더 쉽게 알기 위해서는 '식품 교환표'를 참고하면 도움이 된다. 식품 교환표는 식품들을 영양소 구성이 비슷한 것끼리 6가지 식품군으로 나누어 묶은 표를 말한다. 6가지 식품군은 곡류군, 어육류군, 채소군, 지방군, 우유군, 과일군이다.

같은 식품군 내에 있는 식품들은 같은 교환 단위끼리 서로 바꾸어 먹을 수 있다. 예를 들어, 곡류군에 해당하는 밥과 고구마는 밥 1/3공기가 고구마 1/2개와 열량 및 영양소 함량이 비슷하고, 같은 군에 속하기 때문에 서로 바꿔 먹을 수 있다. 밥 1/3공기 대신 고구마 1/2개를 먹을 수 있다는 의미다.

따라서 6가지 식품군에 해당하는 음식은 어떤 것들이 있으며 각각의 1교환 단위는 어느 정도 양인지 숙지하고 있는 것이 좋다. 그래야 식단을 스스로 조절하기도 쉬워진다.

첫 번째, 곡류군에 속하는 식품에는 주로 당질이 많으며, 밥류, 죽, 알곡류, 밀가루, 전분, 감자류와 이들로 만든 식품들이 해당된다.

두 번째, 어육류군은 주로 단백질이 많으며, 고기류, 생선류,

콩류, 알류, 해산물 등과 이들로 만든 식품들이 해당된다. 어육류군에는 단백질 이외에도 지방이 많이 들어 있어, 지방의 함유 정도에 따라 저지방군, 중지방군, 고지방군 3가지로 분류한다.

세 번째, 채소군에 속하는 식품에는 주로 비타민, 무기질, 식이섬유소가 많으며 채소류, 해조류와 이들로 만든 식품들이 해당된다.

네 번째, 지방군은 식물성 기름, 고체성 기름, 견과류, 씨앗, 드레싱 등이 포함된다.

다섯 번째, 우유군은 칼슘과 단백질의 좋은 급원 식품이며, 지방 함유량에 따라 일반 우유, 저지방 우유로 분류된다.

여섯 번째, 과일군은 주로 당질이 들어 있으며, 원과 및 과일 통조림, 과일주스 등이 포함된다. 과일군에 함유된 당질은 대부분 단순 당질로 식후 혈당을 급격히 상승시키므로 주의가 필요하다.

6가지 식품군 중 곡류군, 우유군, 과일군의 경우 당질 함량이 높아 1일 권장량에 맞춰 섭취하는 것이 중요하다. 식품 교환표를 이해하고 식품을 바꿔 먹을 때는 같은 식품군 내에서 바꿔 먹어야 한다.

탄수화물 눈대중으로 계량하기

탄수화물이 포함된 식품은 종류도 다양하고 하루 섭취해야 할 무게도 제각각이어서 어떻게 외워야 할지 난감해하는 환자들도 많다. 이럴 때 눈대중으로 쉽게 파악하는 방법이 있다.

우선 곡류군의 경우 밥, 빵, 떡, 감자, 고구마, 옥수수 등은 보통 아기 주먹만 한 정도가 밥 1/3공기와 비슷하다. 이 정도 양은 열량이 100kcal, 탄수화물은 23g 정도 들어있다. 우유, 두유, 요거트 같은 경우 작은 용량 1개에 탄수화물 10g이 들어 있다. 마지막으로 과일은 보통 오므린 손바닥 위에 올라오는 덩어리 하나가 50kcal, 탄수화물 12g가량 포함되어 있다. 권장 섭취량은 하루에 한두 줌 정도다.

흔히 먹는 백반식에 올라가는 밥, 고기, 생선, 나물 종류 가운데 탄수화물이 포함된 음식은 밥이다. 밥의 양을 보통 2/3공

꼭 기억하세요!

① 식품 교환표 중 탄수화물 함유된 식품군: 곡류군, 우유군, 과일군

② 식품별 1교환 단위 분량

③ 1교환 단위당 탄수화물 함량: 곡류군(23g), 우유군(10g), 과일군(12g)

기 먹는다고 하면 탄수화물을 얼마나 섭취하는 것일까? 먼저 기준이 되는 1교환 단위가 1/3공기고, 탄수화물은 23g이 포함되어 있으니 밥 2/3 공기를 먹는다고 하면 2교환 단위, 즉 탄수화물 46g을 섭취하는 것이다.

만약 식사 때 식빵 2쪽, 우유 1컵, 방울토마토 20알을 먹는다면 식빵에는 탄수화물이 46g, 우유에는 10g, 토마토에는 12g 포함되어 있어서 총 68g의 탄수화물을 먹는다고 계산할 수 있다.

완제품 섭취 시 탄수화물 계량법

요즘은 외식을 하거나 도시락, 밀키트 등의 제품으로 식사하는 경우도 많다. 이럴 때는 탄수화물 섭취량을 어떻게 계산해야 할까? 우리가 섭취하는 가공식품에는 영양 정보들이 잘 표시되어 있으므로 조금만 관심을 가지면 탄수화물 양을 쉽게 알 수 있다.

제품 뒷면의 영양 정보를 보면 탄수화물 밑에 식이섬유와 당질의 양이 함께 적혀 있다. 당류와 식이섬유는 모두 탄수화물 양 안에 포함되어 있는 것이다. 제품을 비교할 때는 무조건 당류가 최대한 적은 것을 선택하면 된다.

요즘은 영양표시에 대한 인식이 높아져서 매장이나 업체에서 영양 정보를 제공하는 경우가 많다. 식약처에서 운영하는 '식품

안전나라'라는 홈페이지에는 우리가 즐겨 먹는 음식에 대한 영양

성분을 분석해놓은 자료집이 있으므로 참고하면 도움이 된다.

식품안전나라 홈페이지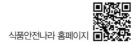

III

1형당뇨병 환자의
식사 원칙

정량의 음식을
규칙적으로 먹는다

1형당뇨병 환자는 혈당조절이 매우 어렵다. 당화혈색소 조절도 쉽지 않고 식단이 사소하게 달라지기만 해도 혈당 변동이 급격하게 일어나기도 한다. 인슐린 용량을 적절하게 조절하지 못하면 혈당이 떨어지지 않거나 저혈당이 오기 때문에 지속적인 관리가 어려운 편이다.

1형당뇨병 환자의 가장 중요한 식사 원칙은 혈당이 잘 유지되는 상태에서 정량의 음식을 규칙적으로 먹는 것이다. 물론 정량을 설정할 때는 모든 영양소가 골고루 포함되도록 주의를 기울여야 한다. 이때 식품 교환표를 참고해서 식단을 설정하면 도움이 된다.

하지만 식단을 늘 규칙적으로 짜는 일이 쉽지는 않다. 때론 간식도 먹고 싶고, 좋아하는 과자나 아이스크림, 커피 믹스나 음료수도 당길 때가 있다. 그렇다고 모든 간식이나 과일, 음료를 제한할 수 없으니 혈당을 올리지 않는 선에서 지혜롭게 먹을 수 있는 요령을 아는 것이 중요하다.

1형당뇨병 환자의 식사 원칙

1형당뇨병 환자는 탄수화물 섭취가 혈당과 직접 연관되기 때문에 탄수화물 섭취를 기피하는 경향이 있다. 하지만 탄수화물을 극단적으로 제한하면 상대적으로 단백질과 지방의 섭취가 늘어날 수밖에 없다. 이는 저혈당과 영양 불균형을 초래할 수 있고 오히려 건강한 식습관을 저해한다.

하지만 1형당뇨병 환자도 다음의 세 가지 식사 원칙만 지키면 혈당조절에 큰 도움을 받을 수 있다. 첫째, 하루에 섭취해야 하는 영양 요구량을 알아야 한다. 인슐린 주사의 작용 시간, 운동량 등을 고려해 영양 요구량을 계산하고 개별적으로 식사를 계획해야 한다.

둘째, 식사 및 간식으로 균형 잡힌 영양소를 섭취해야 한다. 탄수화물을 지나치게 제한할 경우 탄수화물 식품을 지나치게 기

피해 오히려 포화지방과 가공식품, 단백질 섭취가 증가할 수 있다. 1일 필요 열량에 맞춰 영양소를 골고루 섭취하기 위해 식

> **1형당뇨병 환자의 3가지 식사 원칙**
>
> 1. 하루 섭취 요구량 파악하기
> 2. 골고루 먹기
> 3. 규칙적으로 식사하기

품 교환표를 활용하는 것도 좋다.

셋째, 규칙적인 식사를 해야 한다. 1형당뇨병 환자의 식사에서 가장 중요한 원칙은 식사의 규칙성이다. 식사나 간식을 매일 같은 시간에 섭취하고 음식의 양이나 형태도 비슷하게 유지하는 것이 좋다. 식사량과 시간이 불규칙해지면 주사한 인슐린과의 균형이 깨져서 저혈당과 고혈당이 반복될 수 있다.

당뇨병 식사 관리는 환자만의 문제가 아니라 모든 가족의 도움이 필요하다. 또한 규칙적이고 균형 잡힌 식사 패턴은 당뇨병 환자는 물론 모든 사람에게 적용할 수 있는 건강한 식사임을 명심하자.

1형당뇨병 환자의 간식 섭취 방법

1형당뇨병 환자들도 저혈당을 예방하고 과식을 피하기 위해서 간식을 섭취할 수는 있다. 중요한 것은 간식의 형태와 영양소 구

성에 신경 써야 한다는 것이다. 편의점이나 마트에서 판매하는 가공식품은 영양성분표를 꼭 확인해서 당질량을 토대로 인슐린 주사량이나 식사량을 조절하는 데 참고해야 한다.

영양성분표에 혈당을 올릴 수 있는 당류가 포함된 제품은 하루에 섭취할 수 있는 기준량 내에서 먹어야 한다. 또 탄산음료나 이온 음료처럼 당 함량이 높아 혈당을 급격하게 올릴 수 있는 음료는 주의해야 하고, 과자도 한 봉지를 다 먹기보다는 용기에 덜

1형당뇨병 환자가 간식 섭취 시 주의해야 할 점

1. 너무 배고픈 상태에서 먹지 않도록 한다.
2. 우유군, 과일군 식품은 1일 섭취 기준량 내에서 섭취하고, 곡류군 간식을 먹는다면 밥 양을 조절한다.
3. 간식을 선택할 때는 제품에 있는 영양표시를 확인하고, 당질 양을 계산한 뒤 섭취해야 한다.
4. 갈증이 날 때는 물을 먼저 섭취하고, 음료를 선택할 때도 당질이 없는 음료나 제로칼로리 음료를 선택한다.
5. 봉지, 팩에 있는 간식 섭취 시 접시에 덜어서 1회 섭취량만 먹도록 한다.
6. 무심코 섭취하는 열량을 줄이기 위해 TV를 보거나 컴퓨터를 하면서 간식을 섭취하지 않는다.

어서 1회 분량을 지키며 섭취하는 습관이 필요하다. 결국 간식 자체보다는 간식에 포함된 당질의 양이 문제다. 따라서 탄수화물 섭취를 조심하는 것이 간식 선택에서 가장 중요하다.

나도 모르게 섭취하는 당을 조심해야 한다

1형당뇨병 환자들은 간식을 섭취했을 때 간식의 종류에 따라 혈당이 어느 정도 오를지 예측하는 것이 중요하다. 연속 혈당 측정기처럼 비교적 간편하게 혈당을 측정하는 기기를 적극적으로 활용하는 것도 양이나 종류를 정하는 데 도움이 될 수 있다.

3개월 전에 비해 당화혈색소가 많이 올랐던 1형당뇨병 환자가 있었다. 혈당이 오른 원인을 환자도 잘 몰라서 연속 혈당 측정기를 적용해보기로 했다. 환자의 혈당 데이터를 살펴보니 이상하게 취침 전에 혈당이 급격히 오르는 것이 확인되었다. 그제야 환자는 그 시간대에 당분이 많은 건강 주스를 마셨다고 털어놓았다. 1형당뇨병 환자의 경우 소량의 당질로도 혈당이 급격하게 올라갈 수 있기 때문에 그 영향이 미친 것이다. 환자는 즉시 건강 주스를 끊었고 3개월 뒤 당 수치는 원래대로 돌아왔다.

이렇듯 연속 혈당 측정기를 활용하면 본인도 모르게 섭취하는 당이나 혈당을 올리는 간식의 종류를 파악하기 좀 더 쉬워진다.

원인을 알기 힘든 문제점도 쉽게 파악된다. 특별하게 약제 조정 없이도 혈당이 개선된다는 면에서 크게 도움을 받을 수 있다.

1형당뇨병 환자의 혈당조절 방법

인슐린으로 혈당을 조절해야 하는 1형당뇨병 환자들이 식사 관리를 제대로 하지 않으면서 인슐린 주사만 증량하면 체중 증가와 같은 의도치 않은 문제가 발생할 수 있다. 인슐린을 사용하더라도 식이요법은 매우 중요하다. 되도록 하루 세끼 규칙적인 식사와 균형 있는 식사를 하는 게 꼭 필요하다.

그뿐만 아니라 식전혈당이 목표 혈당 범위에 속하는지, 인슐린으로 식후혈당이 잘 조절되는지와 같은 혈당 패턴을 읽을 수 있어야 한다. 또한 섭취할 음식의 탄수화물 양이나 평소 자주 먹는 음식들의 탄수화물 양을 알고 있는 것도 중요하고, 어떤 음식이 혈당 변동에 영향을 미치는지도 제대로 알고 있어야 한다.

섭취하는 음식에 따라 혈당 패턴이 달라진다

혈당 패턴을 알려면 식전 및 식후혈당과 식사와 관련된 혈당 변동 요인을 확인하는 것이 필요하다. 목표 혈당 범위와 섭취할 음식의 탄수화물 양이 어느 정도인지 파악하는 것도 기본이다. 또한 평소 자주 먹는 음식들의 탄수화물 양은 어느 정도 기억하고 있는 것이 좋다. 유명 패스트푸드나 프랜차이즈 업체의 음식은 식약처의 '식품안전나라' 홈페이지에서 식품 정보를 확인할 수 있다.

혈당은 스트레스나 운동의 영향도 받지만 식사의 영향을 가장 많이 받는다. 예를 들어, 같은 밥이라도 쌀밥으로 먹었을 때와 잡곡밥으로 먹었을 때가 다르다. 공깃밥, 비빔밥, 볶음밥으로 먹었을 때도 각기 다르다. 조리 시 기름 또는 식초를 많이 사용했는지에 따라서도 혈당이 달라진다.

잡곡밥, 채소처럼 섬유소가 많이 포함된 식사는 소화가 느리게 되기 때문에 혈당이 서서히 올라갔다가 서서히 내려오게 된다. 기름이 많이 포함된 튀김이나 볶음을 먹으면 기름의 소화 과정이 복잡하기 때문에 혈당이 천천히 상승하지만 다음 끼니의 식전혈당까지도 높게 유지될 수 있으니 주의해야 한다. 식초가 많이 포함된 음식은 위장에서의 체류시간을 늘려서 혈당을 서서히 올리는 경향이 있다. 따라서 내가 섭취한 식사의 종류와 혈당 패턴을 보면서 어떻게 조절하는 것이 좋은지 확인하고 개선하도록 해야 한다.

식전혈당이 목표 혈당 범위 내에 있고, 식후 1~2시간 혈당과 식후 4~5시간에도 목표 혈당 범위에 속하는 경우라면 섭취한 음식에 맞게 인슐린 용량도 적절했다고 볼 수 있다. 당뇨인에게 권장하는 외식 메뉴에는 비빔밥이나 백반 정식 등이 있다. 탄수화물, 단백질, 지방의 비율이 건강에 이상적인 음식들로 이러한 음식을 섭취한 경우는 보통 안정적인 혈당 패턴을 보이게 된다.

인슐린 1단위로 커버할 수 있는 당질 양을 알아야 한다

식품 중 당질이 들어 있는 음식은 밥, 빵, 떡, 감자, 고구마 등의 곡류군과 우유군, 과일군이 있다. 이외에도 단순 당질로 불리는 설탕, 쨈, 꿀, 물엿, 사탕 등도 있다. 우리가 맞는 식전 초속효성(식사) 인슐린은 이러한 음식의 당을 조절해주는 역할을 한다. 그러므로 내가 인슐린 1단위를 맞았을 때 커버할 수 있는 당질의 양을 알고 있다면 내가 먹은 만큼의 당질을 커버할 수 있는 인슐린 단위를 계산해 주사할 수 있다. 이것을 탄수화물 계수 혹은 인슐린 당질비라고 한다.

탄수화물 계수를 정확하게 알기 위해서는 다음과 같은 과정이 꼭 필요하다. 첫째, 최소 3일 이상 일정한 식사량을 유지해야 한다. 둘째, 규칙적인 식사와 활동량을 유지해야 한다. 셋째, 매 식전과 식후 2시간에 혈당 검사를 시행해야 한다. 넷째, 목표 혈당 도달 시까지 인슐린 용량을 조절한다. 마지막으로, 혈당 목표 범위 유지 시 매 식전 인슐린 사용량을 확인한다. 이러한 방법으로 3일 이상 체크해서 식전 혈당과 식후 혈당이 목표치로 나온다면 정확한 탄수화물 계수를 구할 수 있다.

우선 식사 내용에서 당질(탄수화물)이 있는 식품을 체크하고 그 식품이 포함하고 있는 당질의 양을 구한다. 그리고 총 당질 함량에 내가 맞은 인슐린 양을 나누면 탄수화물 계수를 구할 수 있다. 식전 초속효성 인슐린 10단위를 맞고 탄수화물 80g을 먹은 후 식후 혈당이 목표 범위 안에서 잘 조절된다면 인슐린 1단위를 맞았을 때 8g의 당질을 커버할 수 있다는 얘기다. 탄수화물 계수는 환자 개인마다 다르기 때문에 자신이 인슐린 1단위로 커버할 수 있는 당질의 양을 알고 있고, 계산할 수 있어야 된다.

혈당 패턴에 따라 인슐린 용량을 조절해야 한다

식전 혈당이 목표 범위보다 높거나 낮은 경우 탄수화물 섭취량만 고려해 초속효성 인슐린을 주사하면 식후혈당 조절이 어려울 수 있다. 이럴 때는 교정 계수를 이용해 초속효성 인슐린 용량을 결정해야 한다. 식사 중 섭취되는 대략의 탄수화물 양에 따라서 기본 단위를 결정하고, 식전 혈당과 교정 계수를 사용해 교정 단위를 결정한다. 이렇게 기본 단위와 교정 단위를 합산해서 식사 전 사용할 초속효성 인슐린 용량을 정해야 한다. 다음과 같은 사례를 살펴보자.

> **탄수화물 계수 8, 교정 계수 40mg/dL,**
> **목표 혈당 140mg/dL 인 환자**
>
> **저녁 식사:** 치즈 와퍼+감자 칩+다이어트 콜라= 총 탄수화물 88g 섭취 예정
>
> **저녁 식전 혈당:** 225mg/dL
>
> **Q. 이 환자가 주사해야 하는 초속효성 인슐린의 양은?**

먼저 초속효성 인슐린 단위를 정하려면 탄수화물 계수를 이용해 식전 인슐린 용량을 계산해야 한다. 치즈 와퍼, 감자 칩, 다이어트 콜라의 탄수화물 양은 88g이다. 이를 탄수화물 계수 8로 나누면 식전 인슐린 용량은 11단위가 나온다.

> 총 탄수화물 섭취량(88) ÷ 탄수화물 계수(8) =
> 식전 인슐린 용량 11단위

두 번째는 현재 혈당이 목표 혈당보다 높기 때문에 교정 계수를 이용해 교정 인슐린 용량을 계산해야 한다. 먼저 현재 혈당 225에서 식전 목표 혈당 140을 뺀 후 교정 계수 40으로 나누면 교정 인슐린 용량은 2단위가 나온다.

> [현재 혈당(225) − 식전 목표 혈당(140)] ÷ 교정 계수(40) =
> 교정 인슐린 용량 2단위

마지막으로 저녁 식전에 필요한 인슐린 용량을 구해야 한다. 식전 인슐린 용량 11단위에 교정 인슐린 용량 2단위를 더하면 식전에 투여해야 하는 초속효성 인슐린 용량은 13단위가 된다.

> 식전 인슐린 용량(11단위) + 교정 인슐린 용량(2단위) =
> 식전 투여 초속효성 인슐린 용량 13단위

1형당뇨병 환자에게 권장하는 외식 방법

균형적인 식사가 좋다는 건 대부분의 당뇨인이 알고 있지만 식사 조절에 너무 큰 스트레스를 받는 것은 오히려 도움이 되지 못한다. 특히 평생 관리해야 하는 1형당뇨병 환자들은 인슐린을 적절하게 사용하면서 원하는 음식을 현명하게 섭취할 방법을 찾아야 한다.

특별히 금지하는 음식은 없지만 최대한 채소를 곁들여 먹고, 채소-단백질-탄수화물 순으로 먹으려는 노력도 필요하다. 그래도 식사 조절이 잘 되지 않을 때는 메뉴 선택을 달리하거나 식사 방법을 바꿔주는 것도 도움이 된다.

예를 들어, 떡볶이를 먹을 때는 차돌떡볶이나 궁중떡볶이를 선택하고, 칼국수를 먹을 때도 닭칼국수나 만두칼국수 등을 선택해 단백질과 채소가 포함된 메뉴를 먹는다. 보쌈이나 수육 등 고기를 채소와 함께 먹는 메뉴도 권장한다. 당지수가 높은 음식을 먹거나 식사 속도가 빠르면 식후 1~2시간 혈당이 목표 혈당을 초과하게 된다. 따라서 탄수화물 위주의 식사보다는 단백질과 채소를 함께 먹고 되도록 천천히 식사하는 습관을 들여서 혈당을 서서히 올리도록 해야 한다.

요즘에는 샐러드를 식사 대용으로 먹는 사람도 많고 시중에 출시된 샐러드 제품도 많다. 대체로 탄수화물 함량이 적기 때문에 다른 음식 없이 샐러드만 먹는다면 다음 식사 전에 혈당이 많이 떨어져서 저혈당이 올 수 있으므로 주의가 필요하다. 샐러드를 선택할 때는 달걀, 닭가슴살, 해산물, 고기류 등의 단백질이 풍부한 제품을 선택하고 빵이나 과일 등의 탄수화물을 좀 더 곁들여 먹는 것이 좋다.

소스로는 발사믹 식초를 곁들인 올리브오일 소스나 달콤 상큼한 맛을 내기 위해 설탕 대신 감미료를 사용해 레몬즙, 양파, 소금 등을 섞은 드레싱을 만들어 먹으면 샐러드의 풍미를 더해줄 수 있다. 아몬드 같은 견과류를 적정량 첨가하는 것도 좋다.

저혈당은 예방이 무엇보다 중요하다

식사를 의도치 않게 거를 때에는 식전 인슐린은 절대 맞으면 안 된다. 장시간 운전이 계획되어 있다면 식사 시간은 꼭 지키고 중간에 과일이나 우유 같은 간식을 섭취하는 것도 도움이 된다.

어지럽거나 식은땀이 나는 저혈당 증세가 있다면 먼저 혈당을 체크하고 70mg/dL 아래로 나오면 곧바로 단순당 15g(오렌지주스 3/4컵, 콜라 1/2컵, 설탕 1큰술)을 먹고 15분 정도 휴식을 취한 뒤 다시 혈당이 제대로 올라왔는지 측정한 다음 활동해야 한다. 다음 식사 시간과 조금 멀리 떨어져 있다면 우유 한 잔 같은 간식이 도움이 될 수 있다. 만약 식사 시간이 얼마 남지 않았다면 식사를 조금 당겨서 해도 좋다.

1형당뇨병 성인 여성이 주의해야 할 사항

식사를 규칙적으로 하고 혈당조절을 잘하다가도 생리 기간이 되면 혈당조절이 잘 안되기도 한다. 1형당뇨병 환자라면 자신의 생리주기를 미리 알고 대비하는 것도 필요하다. 이 기간에는 혹시 모를 저혈당에 대비해서 항상 간식을 준비하는 것이 좋다.

당뇨병 환자를 위한 요리법

당뇨병 식이를 할 때 직접 만들어 먹기 좋은 간단하고 맛있는 음식을 소개한다. 집에서 음식을 할 때도 혈당을 천천히 올리는 음식을 선택하는 것이 무엇보다 중요하므로 GI 지수가 낮은 재료를 사용하는 것이 좋다. GI 지수란 같은 양의 음식을 먹었을 때 식후혈당 변화를 비교한 수치다. 즉, GI 지수가 높으면 혈당이 빠르게 올라가고, 낮으면 혈당이 천천히 올라간다. 이 점을 기억하면서 다음 요리들을 직접 만들어 먹어보자.

봉골레 통밀 파스타

통밀은 GI 지수가 낮기 때문에 혈당이 천

천히 올라가서 적은 양으로도 포만감을

준다. 혈당조절에 좋은 통밀 파스타에 바

지락을 넣어 감칠맛을 더해보자.

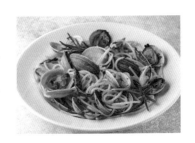

🍽 재료
바지락 300g, 다진 마늘 2큰술, 양파 1/2개, 페페론치노 약간(청양고추
로 대체 가능), 통밀 파스타 250g, 화이트 와인 1/2컵, 로즈마리 약간,
올리브오일 약간, 소금 약간, 후추 약간, 파슬리 다진 것 약간

1. 바지락을 큰 통에 물과 함께 담아 비벼 씻어 해감한다.
2. 끓는 물에 통밀 파스타를 넣고 6분간 삶은 후 건져 물을 빼둔다.
3. 양파를 먹기 좋은 크기로 썬다.
4. 팬을 달구고 올리브오일을 두른 후 양파, 다진 마늘, 소금 약간을 넣고
   볶는다.
5. 마늘과 양파 향이 나면 바지락을 넣고 충분히 볶는다.
6. 바지락이 익기 시작할 때 화이트 와인, 페페론치노를 넣은 후 뚜껑을 덮
   고 1분간 국물이 자작해질 때까지 끓인다.
7. 통밀 파스타를 넣고 면에 윤기가 생길 때까지 뒤적이면서 볶는다.
8. 그릇에 파스타를 담고 후추, 올리브오일, 로즈마리, 다진 파슬리를 올려
   서 완성한다.

만두피가 없는 두부 굴림 만두

이 만두의 주재료는 단백질 덩어리 두부
다. 콩이 주성분이기 때문에 식물성 단백
질이 많이 함유되어 있다. 새우살을 넣는다
면 대하, 홍새우, 흰살 새우 모두 괜찮다.

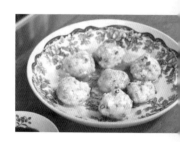

🍽 **재료**

두부 1모, 양파 1/4개, 콜리플라워 1/3개, 쪽파 약간, 다진 마늘 1큰술, 다
진 쪽파 1/2컵, 새우살 150g, 달걀 1개, 감자전분 3큰술, 참기름 약간,
후추 약간, 초간장(양조간장 2큰술, 식초 2큰술)

1. 두부는 물기를 빼고 큰 볼에 담아 손으로 으깬다.
2. 새우살은 살캉살캉 씹힐 정도로 곱게 다지고, 양파, 콜리플라워, 쪽파도
   다진다.
3. 으깬 두부에 새우, 양파, 콜리플라워, 다진 마늘, 간장, 참기름, 후추를 넣
   고 버무린다.
4. 적당히 버무려졌으면 달걀을 넣고 마저 버무린다. 점성이 생기면 한입
   크기로 동그랗게 만든다.
5. 만두소를 감자전분에 굴려 겉에만 살짝 입혀준다.
6. 끓는 물에 만두소를 넣고 떠오르면 건져낸다. 만두소를 오래 익히면 풀
   어지므로 살짝만 익힌다.
7. 만두소 위에 참기름, 쪽파, 후추를 뿌려 완성하고 초간장을 찍어 먹는다.

페타치즈를 얹은 가지구이

혈당 잡는 천연 인슐린이라고도 불리는 슈퍼푸드 가지를 이용한 요리. 가지는 탱탱하고 수분감이 있고 꼭지가 싱싱한 것을 고른다.

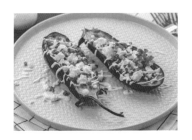

🍲 재료

가지 2개, 올리브오일 적당량, 소금 적당량, 후추 적당량, 꿀 1큰술(그린 스위트 약간으로 대체 가능), 페타치즈 40g, 애플민트 15g

1. 가지는 반으로 길게 썬 후 약하게 칼집을 낸다. 가지가 크다면 한 번 더 잘라도 좋다.
2. 달군 팬에 기름을 충분히 두른 후 가지를 올려 굽는다. 이때 가지의 칼집 낸 면이 기름에 닿도록 한다.
3. 가지 겉면(팬에 닿은 면) 색이 노릇해질 때까지 익히고 노릇해지면 뒤집어서 굽는다.
4. 가지가 노릇하게 익으면 소금으로 간한다.
5. 그릇에 가지를 담고 그 위에 꿀을 뿌린 후 페타치즈와 애플민트를 올려 완성한다.

닭가슴살 토마토 채소 스튜

저지방 고단백질의 대명사, 닭가슴살과
몸에 좋은 성분이 풍부하게 들어 있는 토
마토를 이용한 채소 스튜를 만드는 방법
이다.

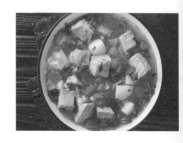

🍲 **재료**

닭가슴살 250g, 토마토 2개, 캔 토마토 600g(무염), 양파 1/2개, 마늘종
100g, 당근 60g, 연근 50g, 마늘 10알, 간장 1큰술, 생수 1컵, 자일로스 약
간, 올리브오일 약간, 소금 약간, 후추 약간, 닭가슴살 양념(다진 마늘 1
큰술, 올리브오일 2큰술)

1. 닭가슴살을 먹기 좋은 크기로 썬 후 양념에 버무린다. 청주나 맛술을 추
   가하면 누린내를 잡을 수 있다.
2. 토마토, 양파, 당근, 마늘종, 연근은 한입 크기로 썬다.
3. 마늘은 꼭지를 제거한 후 칼 옆 날로 눌러서 진액이 나올 만큼 으깬다.
4. 냄비에 마늘, 올리브오일을 넣고 마늘 향이 날 때까지 살짝 볶다가, 닭가
   슴살을 넣고 겉면이 노릇해질 때까지 볶는다.
5. 닭가슴살 겉면이 익기 시작하면 연근, 당근, 양파를 모두 넣고 볶는다.
6. 간장, 토마토, 캔 토마토 순으로 차례대로 넣고 볶는다.
7. 물을 자작할 정도로 붓고 5분간 끓인다.
8. 거의 다 익었을 때 마늘종을 넣어 끓인 후 자일로스로 간한다.
9. 그릇에 담고 올리브오일, 후추를 살짝 뿌려 완성한다.

당뇨병 환자의 외식법

Q1. 편의점 도시락은 어떤 기준으로 고르면 될까요?

바쁜 현대 사회에 맞춰 편의점도 진화를 거듭하고 있다. 예전과 다르게 도시락 종류도 다양해졌고 신제품이 끊임없이 출시되고 있다. 김밥, 라면, 빵 등 단품 메뉴의 선택 폭도 넓어졌다. 실제로 한 설문 조사에 따르면 성인 20%가 주 1회 이상 편의점 도시락을 이용했다는 결과가 있을 정도다. 당뇨병 환자라고 해서 편의점 도시락이나 간편식을 무조건 자제해야 하는 것은 아니다. 몇 가지만 주의하면 시판 도시락이나 밀키트도 섭취할 수 있다.

편의점 메뉴를 고를 때는 딱 두 가지만 기억하면 된다. 첫째, 필요한 영양소가 골고루 갖춰져 있는지, 둘째, 열량이나 영양소 구성이 기준을 너무 초과되지 않는지 확인한다. 일반적으로 한 끼 상차림의 전체 열량은 500~600kcal 정도가 적당하다. 이 중에서 탄수화물은 약 80~90g, 단백질은 약 20~30g이다. 실제 양으로 보면 곡류군 3교환 단위에 해당하는 밥 한 공기, 어육류군 2~3교환 단위에 해당하는 단백질 반찬, 채소군 2교환 단위 이상에 해당하는 나물이나 채소 반찬, 간식으로 과일군 소량을 먹게 되면 한 끼 식사로 적당하다.

편의점 도시락은 크게 두 종류로 나뉜다. 밥에 여러 가지 반찬이 들어있는 정식류와 비빔밥이나 제육볶음 같은 일품요리가 있다. 정식 도시락은 대부분 700kcal가 넘는데 제품에 따라서는 900kcal가 넘는 것도 있다. 정식 도시락은 보통 밥, 단백질 반찬, 채소 반찬으로 구성되지만 고지방 어육류인 햄이나 소시지, 튀김류가 포함되어 있고 양도 많은 편이어서 열량이나 나트륨 함량이 높아 피하는 게 좋다.

반면 일품 도시락 중 비빔밥은 채소가 많아서 열량이 700kcal가 넘지 않는다. 이런 메뉴들의 영양성분을 조사한 결과, 정식 도시락보다 채소 비율이 더 높기 때문에 혈당이 급격하게 올라가는 것을 막을 수 있다. 게다가 당뇨병 환자의 하루 영양 권장량과 좀 더 유사하기 때문에 당뇨병 환자의 경우 두 가지 메뉴 중에서는 일품 도시락을 선택하는 것이 좋다.

다만 비빔밥을 제외한 대부분의 일품 도시락은 채소의 양이 매우 부족하다. 그런 메뉴를 선택할 때는 샐러드를 곁들여 먹는 것을 추천한다. 채소를 같이 먹으면 포만감도 생기고 급격한 혈당 상승을 예방할 수 있다.

Q2. 도시락이 아니더라도 편의점에서 균형 잡힌 식사를 할 수 있나요?

편의점에는 도시락 말고도 김밥, 라면 등 간편 식사류도 많다. 김밥의 열량은 300~500kcal이므로 충분히 한 끼 식사로 대체할 수 있다. 하지만 여기에 추가 탄수화물을 섭취하면 열량이 너무 높아지기 때문에 한 끼에 김밥 한 줄 정도가 적당하다.

편의점에서 가장 많이 찾는 삼각김밥과 라면 조합은 탄수화물 과다 섭취가 될 수 있어서 당뇨병 환자에게는 좋지 않다. 만약 삼각김밥과 라면을 먹는다면 양을 조금 줄이고 단백질과 채소 반찬(샐러드)을 보충하는 것이 혈당조절에 도움이 된다. 단백질로는 닭가슴살이나 삶은 달걀, 소포장 된 연두부를 추천한다.

편의점에서 파는 빵 중에서 앙금이나 생크림, 잼이 발라진 종류는 선택하지 않는 것이 좋다. 당류가 높아 혈당을 높일 수 있기 때문이다. 가능하면 샌드위치처럼 달걀, 치즈, 채소가 듬뿍 들어있는 식품을 선택하도록 한다. 샌드위치를 먹을 때 탄산음료를 같이 마시는 것은 되도록 피하고 단백질 보충을 위해 우유나 저지방 유제품을 함께 섭취해 균형 잡힌 식사를 한다.

Q3. 편의점에서 선택할 수 있는 간식에는 어떤 것이 있을까요?

편의점 식품 중에 당뇨병 환자에게 추천하는 간식은 많지 않다. 우유나 과일 정도인데, 과일 역시 당도가 너무 높거나 1회 분량으로는 많은 양이 포장되어 있기도 하다. 따라서 되도록 우유나 저지방 유제품을 선택한다. 과일 같은 경우는 방울토마토는 열량이 적기 때문에 괜찮지만 포도는 소량만 섭취하는 것이 좋다. 견과류는 몸에 좋다고 생각해 많은 양을 섭취하기도 하지만, 의외로 열량이 꽤 높은 편이다. 그뿐만 아니라 낱개 포장된 견과류에는 말린 과일이나 요거트볼 등이 함께 들어있는 경우가 있는데, 이것들은 당분이 높기 때문에 혈당을 높이기 쉽다.

마지막으로 편의점에서 마실 수 있는 음료는 열량이 거의 없는 탄산수, 아몬드 음료, 귀리(오트) 음료가 있다. 하지만 같은 아몬드 음료라고 해도 초콜릿 맛이나 바나나 맛 같은 경우 당분이 첨가되어 있다. 귀리 음료 같은 경우도 탄수화물이나 당류가 많다면 선택에 주의해야 한다. 두유는 콩으로 만들어져서 열량이나 탄수화물이 없다고 오해하기도 하지만 탄수화물이 약 11g

으로 이 역시 우유와 비교했을 때 조금 더 높다. 가볍게 마시는 음료라도 영양성분표를 꼭 확인하는 것이 좋다.

Q4. 밀키트와 같은 간편식을 먹을 때 주의할 점이 있을까요?

집에서 식사를 준비하고 먹기가 어렵다면 간편식품만으로도 식사는 충분히 가능하다. 즉석밥으로 탄수화물을 섭취할 수도 있고, 전자레인지에 간편하게 데워 먹을 수 있는 생선구이로 단백질을 얻을 수도 있다. 샐러드와 약간의 드레싱으로 채소군과 소량의 지방 섭취도 가능하다. 모두 간편식품만으로 네 가지 영양성분을 섭취하는 것이다. 굶는 것보다는 간편식으로라도 부족한 영양소를 섭취하는 것이 바람직하다. 다만 간편식을 이용할 때는 제품의 영양성분표를 확인해 탄수화물이나 지방의 양을 점검해야 한다.

즉석밥은 탄수화물 함량이 낮은 현미밥이나 잡곡밥을 선택하는 것이 좋다. 또 물이나 국물, 소스 등을 붓고 전자레인지에 돌리기만 하면 되는 컵밥은 밥뿐만 아니라 고기나 달걀도 함께 섭취할 수 있다는 장점이 있지만 지방 함량이 높을 수 있으니 되도록 지방과 나트륨 함량이 적은 제품을 선택해야 한다.

최소한의 조리법으로 본인의 취향에 맞춰서 재료를 추가하거나 뺄 수 있는 밀키트도 주목받고 있다. 채소는 한 번 구매해서 단시간에 소비하지 못하면 상해서 버려야 한다는 문제점이 있다. 1인 가구는 많은 양의 채소를 구매하고 소비하는 게 부담스러울 수 있는데, 이럴 때 밀키트를 이용하는 것도 좋은 방법이다.

Q5. 당뇨인은 어떻게 외식을 해야 할까요?

당뇨인의 식습관 변화를 살펴보면, 2005년에는 가정식 섭취량이 60% 정도로 높았지만 2017년에는 40% 정도로 크게 감소했다. 외식이 그만큼 많이 늘었다는 반증이다. 외식을 많이 하면 당뇨병에 이롭지 않다는 데이터는 이미 여러 연구에서 구체적으로 밝혀지고 있다. 2005~2010년 미국 국민건강영양조사에 따르면 외식 횟수가 많고 패스트푸드 섭취가 많을수록 체질량지수가 높고 HDL 콜레스테롤 수치가 낮았으며 식물성 식품으로부터 얻을 수 있는 영양소 섭취도 감소하는 경향을 보였다. 또한 추적 관찰 결과 햄버거, 치킨, 튀긴 생선류, 중국 음식의 섭취는 2형당뇨병의 발생과 연관이 있었다고 한다. 하지만 가정식만을 고집할 수 없는 요즘, 당뇨병 환자도 건강한 외식을 위한 적절한 전략이 필요하다.

당뇨병이 있다고 해서 외식을 못 하는 것은 아니다. 다양한 외식 메뉴 중에서 영양적으로 균형 잡힌 메뉴, 즉 곡류, 어육류, 채소가 골고루 들어가 있는 메뉴 위주로 본인에게 알맞은 양을 맞추어 식사한다면 혈당조절에 문제가 되지 않는다. 되도록 외식하기 전에는 평소 식사 시간에서 1시간 이상 벗어나지 않게 제때 식사하고 음식의 종류와 식사량을 먼저 고려하는 것도 좋다. 혈당조절도 잘하면서 외식할 수 있는 방법은 다음과 같다.

① 다양한 식품이 포함되어 영양소의 균형을 유지할 수 있는 한식과 일식을 선택한다. 한식 중에서도 단품 메뉴보다 백반, 쌈밥, 비빔밥, 생선구이, 두부, 찜 요리처럼 기름기가 적고 균형 잡힌 식단으로 먹는다.

② 튀김이나 볶음류가 많은 양식과 중식은 자제한다.

③ 채소류가 많이 포함된 메뉴를 선택한다.

④ 염분이나 기름이 함유된 면류의 국물은 남긴다.

Q6. 식당별로 슬기롭게 메뉴를 선택하는 방법이 있을까요?

선뜻 선택하기에 고민되는 외식 메뉴를 어떻게 섭취하면 좋을지 슬기로운 방법을 알아보자.

· 중식당에서 외식한다면

중식 메뉴는 열량과 지방, 당 함량이 높다. 그중에서도 기름에 튀겨낸 탕수육, 지방과 당 함량이 높은 짜장면, 기름으로 재료를 볶아 국물을 만든 짬뽕이 가장 문제다. 중식을 먹는다면 이런 대표 메뉴 이외에 다른 메뉴를 선택한다. 단백질인 두부가 주재료인 마파두부, 채소를 많이 섭취할 수 있는 고추잡채나 해파리냉채가 대표적이다. 꼭 짬뽕이나 짜장면을 먹고 싶다면 면 대신 밥이 나오는 짬뽕밥으로 주문할 것을 권한다. 짜장면은 소스를 덜먹고 면을 조금 남긴다면 혈당 상승을 다소 낮출 수 있다.

· 양식당에서 외식한다면

양식 종류는 대략 스테이크류, 가볍게 먹을 수 있는 돈가스류, 파스타류로 나뉜다. 스테이크를 선택한다면 안심스테이크를 권한다. 다른 스테이크에 비해 지방이 적기 때문이다. 소스는 적게 먹고 사이드 디시는 튀긴 감자보다 삶아서 으깨 만든 매시드포테이토를 먹는 것이 좋다. 다양한 파스타류 중에서는 토마토소스를 이용한 요리를 고르는 것이 좋다.

• 패스트푸드점에서 외식한다면

패스트푸드는 꼭 피해야 할 해로운 음식 같지만 요즘에는 양상추, 로메인, 토마토, 양파가 듬뿍 들어간 건강한 햄버거도 많다. 메뉴를 고를 때는 채소류가 풍부하게 들어 있는 햄버거를 선택한다. 대신 콜라와 감자튀김은 피하는 게 좋다. 열량을 줄이기 위해서는 햄버거 패티를 1장만 선택한다. 사실 당뇨병 환자에게는 햄버거보다 샌드위치가 낫다. 빵, 고기, 채소, 소스를 선택할 수 있을 때는 통곡물이 들어간 빵을 선택하고 속재료도 튀긴 고기나 가공된 햄보다는 닭가슴살이 들어간 것을 고르고 채소도 골고루 넣어 담백한 소스를 곁들여서 먹는다.

• 일식당에서 외식한다면

일식은 다른 외식 메뉴에 비해 건강식이지만, 이때도 탄수화물을 적정량만 섭취하도록 유의해야 한다. 횟집에서 회만 먹으면 단백질만 섭취하는 것이므로 저혈당이 올 수 있다. 따라서 생선매운탕과 밥을 주문해서 먹거나 밥과 생선회를 상추에 싸서 먹으면 좋다. 회덮밥과 생선 초밥도 좋은 메뉴다. 회덮밥을 먹을 때는 밥 양을 조절하고 채소를 넉넉하게 넣은 다음, 약간의 초고추장을 곁들이면 훌륭한 균형식이 된다. 초밥은 밥을 꼭꼭 눌러

서 만들기 때문에 생각보다 밥의 양이 많다. 밥의 양만 놓고 본
다면 초밥 5~7개가 1교환 단위에 해당하는 양이다. 일식집에서
1인분 단위가 보통 초밥 10개에서 12개라는 걸 고려하면, 초밥 1
인분을 먹을 때 곡류군은 대략 2교환 단위를 먹었다고 생각하면
된다.

• 동남아 식당에서 외식한다면

쌀국수에는 밀가루가 아니라 쌀가루가 들어간다. 1인분 쌀국수
에 포함된 탄수화물은 약 3교환 단위다. 한 끼에 2교환 단위를
먹어야 한다면 2/3 정도만 먹으면 된다. 베트남 쌀국수의 장점
은 숙주가 듬뿍 올라가 있어서 채소군 섭취가 가능하다는 것이
다. 국물이나 국수는 조금 남기고 채소와 고기를 곁들여서 섭취
하면 건강에 훨씬 유익하다.

• 국수집이나 냉면집에서 외식한다면

당뇨병이 있다고 해서 국수를 못 먹는 것은 아니다. 하지만 국수
는 대부분 육수나 소스, 면 위주로 구성되고, 반찬도 김치나 초
절임 등 염분이 높은 경우가 많다. 따라서 국수를 섭취할 때는
밀가루보다 반찬 없이 면 위주로 섭취하는 것이 더 문제다. 밖에

서 국수를 먹으면 반찬이 없다 보니 국수의 1인분 양이 1회 기준 분량보다 많은 경우가 대부분이다. 이 때문에 국수를 섭취한 후 식후혈당이 급상승하는 일이 많다. 국수류를 먹을 때는 수육, 만두 등 어육류 식품이 들어있는 반찬을 추가로 시키고, 밑반찬으로 나오는 채소 찬 등을 같이 먹으면 조금이나마 균형 잡힌 식사가 될 수 있다.

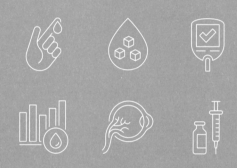

5장

당뇨병 환자의 운동법

운동은 당뇨병이 아니더라도 누구에게나

건강을 유지하기 위한 중요한 도구지만,

특히나 당뇨병에서는 중요한 치료 과정 중에 하나다.

혈당 관리를 위한 운동, 어떻게 해야 할까?

운동은 체력과 신체 기능을 향상시키기 위해 체계적이고 지속적으로 하는 신체 활동을 의미한다. 일상생활이나 업무와 관련된 일반적인 활동과는 구분된다. 활동량이 많은 일을 하는 사람들은 별도로 운동할 필요가 없다고 생각할 수 있지만 당뇨병 관리를 위해서는 규칙적이고 일정한 운동을 습관적으로 하는 게 중요하다.

당뇨병 환자들은 대개 운동의 효과로 혈당조절만을 생각하는데 운동에는 다양한 효과가 있다. 운동은 우리 몸의 신체 활동량을 늘려 건강을 증진하고 심폐 기능과 체력 등을 향상시키며 혈당, 혈압, 콜레스테롤을 조절하고 비만을 개선해 당뇨병 합병증을 예방하는 데에도 매우 효과적이다. 그로 인해 여러 가지 질병의 유병률과 사망률을 낮추는 효과가 있기 때문에 건강을 위해서는 필수다.

하지만 운동이 습관화되지 않은 이들에게 운동을 권하면 어떤 운동을, 얼마나, 언제 해야 하는지 막막해한다. 환자의 상태를 가장 잘 아는 사람은 주치의다. 본인의 몸 상태에 어떤 운동이 효과적인지 상의해서 운동의 종류와 강도 등을 조절하는 것도 도움이 된다.

하루 30분 이상, 일주일에 150분 이상 꾸준히 한다

운동을 하면 효과가 최대 이틀 정도 지속된다. 따라서 운동은 이틀 이상 쉬지 않고 최소 주 3회 이상 꾸준히 하는 것이 좋다. 월, 화, 수 운동하고 목, 금, 토, 일 쉬는 것보다 월, 수, 금 운동하는 게 더 효과적이다. 시간으로 본다면 하루 30분 이상, 일주일에 150분 이상 운동하는 것이 가장 바람직하다.

하지만 평소 30분 이상 시간을 내기 어렵다면 짧게 시간을 쪼개서 운동하자. 운동 지속 시간보다는 총운동량이 중요하다는 연구 결과도 있다. 똑같은 양의 운동을 한다고 했을 때, 한 번에 길게 운동하는 것과 짧은 시간 여러 번에 걸쳐 운동하는 것은 효과가 거의 비슷하다. 오히려 혈당조절에는 짧은 시간 여러 번 운동하는 것이 더 효과적이라는 연구도 있다.

당뇨병 환자들을 대상으로 한 연구에서 중강도 이상의 고정식 자전거 운동을 하루 한 번 60분간 한 경우와 아침, 점심, 저녁 15분씩 세 번 한 경우를 비교했을 때 하루 세 번 15분씩 운동한 사람들의 혈당 강하 효과가 더 효과적이었다. 또 다른 연구에서도 하루 45분씩 4,500~4,800보를 걷는 그룹과 매 식후 15분씩 1,500~1,600보를 걷는 그룹을 비교했을 때 15분씩 세 번 운동했던 그룹에서 혈당이 더 많이 낮아졌다는 결과가 있었다.

운동 지속 시간에 따른 심혈관질환 감소 효과 역시 운동 최대 지속 시간이 아닌 전체 운동을 통한 에너지 소비가 중요하다는 것이 연구를 통해 확인되기도 했다. 따라서 억지로 한 번에 몰아서 운동하려고 무리하기보다는 일상생활에서 조금씩 짬을 내서 운동하는 습관을 갖는 것이 더 중요하다.

최대 심박수의 50~70% 강도로 운동한다

운동 강도는 동반 질환이나 합병증에 따라 차이가 있지만 일반적으로 중등도의 강도를 권한다. 이 정도라면 약간 숨이 차거나 속옷이 조금 젖을 만큼이다. 터벅터벅 힘없이 걷기만 하는 것은 좋은 운동 방법이 아니다. 조금 빠른 걸음으로, 약간 숨이 차오르는 정도까지 심박수를 높여야 좋은 효과를 거둘 수 있다.

적정한 운동 강도는 심박수를 확인해서 정할 수도 있다. 최대 심박수는 220에서 본인 나이를 뺀 값으로 여기에서 50~70% 정도에 도달하는 강도가 중등도 운동이다. 40세라고 하면 220-40=180회가 최대 심박수고 90~126회 정도의 심박수까지 도달하는 운동 강도가 좋다. 기술의 발달로 스마트 워치 등으로 심박수를 확인할 수도 있고 꼭 이런 기계를 이용하지 않더라도 '약간 힘들거나 숨이 차지만 대화는 가능한 정도'를 중등도 운동 강도로 생각하면 된다.

운동은 당뇨병이 아니더라도 누구에게나 건강을 유지하기 위한 중요한 도구지만, 특히나 당뇨병에서는 중요한 치료 과정 중에 하나다. 운동으로 혈당을 조절할 수 있을 뿐 아니라 심폐 기능, 혈압, 콜레스테롤 개선에도 도움이 될 수 있다. 본인의 상태에 알맞은 운동을 주치의와 상의하여 꾸준하게 지속할 수 있도록 노력해야 한다.

새벽, 공복을 제외하고 언제든 좋다

운동하기 좋은 시간이 정해져 있는 것은 아니지만 되도록 낮 시

278

간 이후로 식후
에 하는 것을 권
한다. 특히 인슐
린이나 설폰요소
제 같은 약을 먹

당뇨병 환자의 운동 원칙

1. 운동은 가능한 시간에 일정하게!
2. 운동 시에는 저혈당 예방이 필요!
3. 식후 운동은 혈당 급상승을 낮출 수 있다!

는 경우에는 저혈당이 생기지 않도록 식전 운동은 피하고 인슐린이나 설폰요소제 용량을 조절하는 것도 필요하다. 또한, 운동효과는 24시간에 걸쳐서 서서히 나타나므로 꾸준히 일정하게 하는 것이 중요하다.

다만 새벽 시간에 운동하면 혈당이 상승할 수도 있다. 새벽이 되면 밤 동안 잠들었던 몸을 깨우는 여러 호르몬 수치가 많이 올라간다. 이러한 호르몬 작용으로 새벽에 운동하면 오히려 혈당이 상승하게 된다. 또한 저혈당 위험도 있기 때문에 당뇨병 환자는 되도록 새벽 운동은 피하는 것이 좋다. 저혈당을 유발하는 약제를 사용하지 않는 환자가 새벽 운동만 가능한 경우라면 가벼운 스낵을 섭취한 후 운동하는 것도 하나의 방법이다.

운동은 식후혈당을 떨어뜨릴 수 있는 좋은 방법이다. 공복혈당은 좋은데 식후혈당이 많이 올라가는 경우 운동으로 혈당조절효과를 얻을 수 있다. 저녁에 과식했을 때 혈당 스파이크 즉, 혈당이 급격하게 상승하는 경우가 발생하기도 한다. 이럴 때 식후 운동은 혈당 급상승을 막는 데 매우 효과적이다. 운동은 본인의 생활 패턴에 맞는 편한 시간에 꾸준하게 하는 것이 중요하다.

유산소 운동과 근력 운동 모두 도움이 된다

운동에는 유산소, 근력, 유연성 운동 등 여러 종류가 있다. 유산소 운동은 주로 큰 근육을 사용하거나 전신이 율동적으로 움직이는 종목들이 해당되고 순간적으로 힘을 쓰는 종목은 해당되지 않는다. 흔히 하는 걷기, 달리기, 자전거, 가벼운 등산, 수영 등이 포함되며 일상에서도 대중교통을 이용하거나 엘리베이터 대신 계단을 오르며 움직임을 늘리는 것도 일종의 유산소 운동이다. 이런 운동을 하면 심폐 기능이 좋아지고 에너지 소비가 오랫동안 이루어지기 때문에 혈당조절에 도움이 된다.

근력 운동은 근육에 일정한 과부하를 주는 운동이므로 내가 가진 근력보다 조금 더 무거운 무게로 운동해야 효과가 있다. 헬스장에 가지 않더라도 일상생활에서 스쾃, 아령, 윗몸일으키기, 팔굽혀펴기 등으로 근력 운동을 할 수 있다. 근력 운동을 하면 근육량이 늘어나면서 근육이 사용하는 포도당의 양도 증가하기 때문에 혈당조절에 도움이 된다. 근육량이 늘어나면 같은 활동을 하더라도 열량 소비가 늘어나 비만 예방에도 효과적이다. 특히 유산소 운동과 병행하면 혈당 개선 및 비만 예방에 효과가 더 뛰어나다. 운동할 시간이 부족하다면 우리 몸에서 가장 큰 근육인 허벅지 운동을 하는 것만으로도 큰 효과를 볼 수 있다.

유연성 운동은 요가나 스트레칭처럼 운동 전후로 몸을 푼다든지 마무리할 때 일상적으로 하는 운동이다. 이런 운동은 근육의 유연성을 좋아지게 하고 관절의 운동 범위를 넓혀 부상 방지에 도움이 된다.

하지만 운동 종류에 상관없이 어떤 운동을 하든지 혈당이 감소한다는 것은 잘 알려져 있다. 대한당뇨병학회에서는 일주일에 5일, 최소 30분씩 주당 약 150분 정도의 유산소 운동을 권장하고 있다. 앞서 언급한 것처럼 운동 시간을 쪼개서 할 수도 있다. 연구에 따르면 주당 150분씩 최소 8주 이상 유산소 운동을 했을 때 당화혈색소 및 공복혈당이 감소했다.

근력 운동이 혈당에 미치는 영향을 알아본 연구도 있다. 한 연구에서는 최소 6주 이상, 주당 90분 이상 근력 운동을 하면 공복혈당, 당화혈색소가 감소하는 것이 확인되었다. 또, 일주일에 최소 2번, 4주 이상 근력 운동을 할 경우 당화혈색소 감소 및 인슐린 민감성이 향상된다는 결과를 보인 연구도 있었다. 즉, 근력 운동은 인슐린 민감성을 높여 혈당조절을 돕는 데 큰 역할을 한다고 볼 수 있다.

가장 좋은 것은 두 가지 형태의 운동을 복합적으로 하는 것이다. 두 운동을 복합적으로 시행했을 때 공복혈당 및 식후혈당이 더 크게 감소하는 것은 물론 콜레스테롤, 중성지방, 체중도 훨씬 개선된다는 결과를 보인 연구도 있었다.

기본적으로 운동은 준비 운동, 본 운동, 정리 운동 순서로 해야 부상을 방지할 수 있다. 준비 운동과 정리 운동은 가벼운 스트레칭으로 운동의 준비와 마무리를 하는 것이다. 본 운동 시에는 유산소 운동과 근력 운동 가운데 순서는 크게 상관없지만 근력 운동을 하고 유산소 운동을 하는 것이 체력적으로 덜 힘들 수 있다. 특히 당뇨병 환자는 근력 운동을 하고 유산소 운동을 하는 것이 혈당조절과 저혈당 예방에 도움이 된다.

저혈당에 대비해 약제 용량 조절이 필요하다

인슐린 주사를 맞거나 경구 당뇨병약제를 복용하는 경우, 식사 1~3시간 후에 운동하는 것이 좋고 저혈당에 대한 주의도 필요하다. 따라서 운동 전 혈당을 확인하는 것이 저혈당 예방에 도움이 된다. 혈당이 100mg/dL 이하로 낮으면, 탄수화물을 미리 섭

운동 시 주의사항

1. 식사 1~3시간 후에 운동한다.
2. 운동 시작 전에 혈당을 측정하여 90mg/dL 이하로 낮은 경우 간식(탄수화물)을 섭취한다.
3. 운동 전 인슐린이나 약제의 용량을 줄인 후 운동한다.
4. 운동 후 혈당을 측정한다.

취해야 하고 공복 상태에서는 운동하지 않는 편이 좋다. 운동할 때는 만약을 위해서 즉시 섭취할 수 있는 설탕, 사탕, 음료수 등을 가지고 다닌다. 또한 늦은 밤에 무리한 운동을 하면 저혈당이 올 수 있으니 피하는 것이 좋다. 혈당이 500mg/dL가 넘는 고혈당일 때 운동하면 케톤산혈증이나 고혈당 합병증을 유발할 수 있고 의식을 잃으면서 부상의 위험도 커지게 된다. 반드시 운동 전에 혈당을 체크하고 너무 높은 고혈당이라면 운동을 금해야 한다.

인슐린 주사를 맞는 경우 운동 시간과 강도에 따라 인슐린 주사를 어떻게 조정해야 할지도 매우 중요하다. 미국당뇨병학회에서는 저강도 운동을 30분 할 때는 25% 감량, 60분 할 때는 50% 감량을 권고한다. 중강도 운동을 30분 할 때는 50% 감량, 60분

계절별 운동 주의사항

● 여름철 운동 시 주의사항

무더운 여름철에는 기온이 가장 높은 오후 1~3시 정도에 운동하는 것은 피한다. 보통 아침이나 저녁에 식사를한 뒤 운동하는 것이 좋다. 단, 너무 늦은 밤에 운동을 하면 수면중 저혈당 발생 위험이 있으니 늦은 밤에는 운동하지 않도록 한다. 땀 배출이 잘 되지 않는 모자나 통기성이 떨어지는 옷은 피하고, 운동 중간이나 운동을 마치고 충분한 수분을 섭취해야 탈수를 예방할 수 있다.

● 겨울철 운동 시 주의사항

기온이 낮은 이른 새벽이나 밤에 야외 운동을 하는 것은 피하는 게 좋다. 점심 식사 이후 낮에 운동하는 것이 부상을 예방하고 심장에 부담도 적게 줄 수 있다. 옷차림도 두꺼운 옷을 하나만 입기보다는 얇은 옷을 여러 벌 입고, 준비 운동과 마무리 운동까지 철저하게 하는 것이 안전하게 운동하는 방법이다.

할 때는 75%까지 감량하도록 권하고 있다. 하지만 개개인의 특성 및 맞는 인슐린 종류에 따라 달라질 수 있으니 주치의와 상의 후 용량을 조절해야 한다. 또, 운동할 때는 인슐린 주사를 맞는 부위도 중요하다. 근육이 많고 혈류량이 빠를수록 흡수가 빨라져 저혈당 위험이 있으니 팔이나 허벅지처럼 많이 움직이는 부위는 피하는 것이 좋다.

인슐린 용량 조절도 중요하지만 경구약제 중 설폰요소제 계열의 약제는 저혈당을 유발할 수 있으니 주의해야 한다. 이 경우 운동 전 용량을 조절해야 할지 주치의와 충분한 상의한다.

운동으로 관리하는 합병증

합병증을 앓고 있는 환자들은 운동하면 안 된다고 알고 있는 경우가 많은데, 그렇지 않다. 다만 합병증의 종류와 상태에 따라 주의해야 할 점이 있다.

합병증 환자들은 장시간에 걸친 무리한 운동을 피하고, 편한 신발을 착용하고, 운동 후에는 반드시 발바닥까지 살펴보고 상처 여부를 확인하는 것이 중요하다. 특히 운동 중에는 탈수가 되지 않도록 충분한 수분 섭취도 필수다. 운동 후에는 반드시 마무리 운동까지 해서 근육을 풀어주는 것이 필요하다.

운동은 꼭 혈당조절을 위해서만 하는 것이 아니다. 몸의 여러 기관의 기능 향상을 위해서도 꼭 필요하므로 합병증 상태에 맞는 적절한 운동을 잘 선택해서 주의사항을 지켜서 운동하면 건강을 유지할 수 있고 합병증 관리에도 도움이 될 수 있다.

심혈관질환 환자의 운동 주의사항

심장 합병증, 특히 심근경색이나 이와 관련한 시술 또는 수술을 받은 적이 있는 환자가 퇴원 후 바로 운동하는 것은 무리다. 심장 재활 운동 프로그램을 마친 후에 주치의와 상의 후 운동을 시작해야 한다.

협심증이 있다면 운동 전에 심전도 검사를 받고 이상이 없는지 미리 확인해야 한다. 심부전이 있는 환자들도 갑자기 중등도 이상의 운동을 하는 것보다는 가벼운 운동부터 시작해서 중등도 운동으로 강도를 높여가는 것이 좋다.

심혈관질환 환자들은 무거운 중량을 드는 운동, 복압을 많이 올리는 운동, 혈압이 많이 올라갈 수 있는 운동은 피하는 것이 좋다. 또 갑자기 혈압이 떨어질 수도 있기 때문에 마무리 운동을 충분히 하도록 해야 한다.

뇌혈관질환 환자의 운동 주의사항

뇌졸중이 왔더라도 신체 능력이 유지되는 선에서 앉기, 휠체어

타기, 걷기 등 기본적인 운동 처방을 받는다. 다만 뇌졸중은 발생 부위에 따라서 다양한 증상이나 징후, 후유증을 초래할 수 있어서 개개인의 상황에 따라 재활이나 활동을 시작하는 시기에 조금씩 차이가 있다. 하지만 정확하게 상태를 평가한 후, 가능하면 재활을 빨리 시작하는 게 회복에 도움이 된다.

급성기 내지는 재활 치료하는 시기가 지나고 만성기에 접어든 환자들에게도 운동은 굉장히 중요하고 꼭 필요한 부분이다. 운동량은 일반적으로 당뇨병 환자들에게 권고하는 수준과 비슷하거나 조금 적은 정도다. 일주일에 주 3회, 30~60분 정도 유산소 운동을 권고하고 있다. 이 정도의 운동을 하면 지구력 향상에도 도움이 되고 보행 거리나 속도, 보행 지구력 등이 개선될 수 있다. 규칙적으로 꾸준히 운동하면 균형 능력도 향상된다. 다만 편측에 기운이 없다든지 힘이 떨어지는 경우 혼자서 운동하면 부상 위험이 있으니 보호자를 동행하는 것이 좋다. 되도록 계단을 피하고 낙상 위험이 적은 장소에서 운동해야 한다.

당뇨병망막병증 환자의 운동 주의사항

망막병증이 동반되어 있을 때 고강도 운동을 하면 망막 박리, 유리체 출혈 등의 위험이 증가할 수 있다. 물론 모든 망막병증 환자가 운동을 하면 안 된다는 뜻은 아니다. 망막병증의 상태에 따라 허용되는 운동의 종류와 강도가 달라지며, 안과 전문의와 사전에 상의가 필요하다. 일반적으로 혈압을 급하게 올리는 운동은 주의해야 한다.

조그만 아령으로 근력 운동을 할 때 10~15회 정도를 수행하는 것이 적절하다. 고강도 운동은 피해야 한다. 그뿐만 아니라 상체 근력 운동도 가볍게 하는 것은 가능하지만 망막병증이 진행한 상태에서는 역기, 복싱, 태권도 같은 격투기 운동, 테니스 같은 운동은 금지해야 한다.

기본적으로 당뇨병망막병증 환자는 모든 치료가 끝난 후에 운동을 시작하는 것이 좋다.

당뇨병신경병증 환자의 운동 주의사항

당뇨병신경병증을 앓는 환자들은 편안한 신발을 신고, 양말을 반드시 착용하고, 맨발이나 슬리퍼로 운동하지 않아야 한다. 달리기, 걷기, 등산 등 체중 부하가 되는 운동은 신경병증을 앓고 있을 때 운동 전후로 세심한 점검이 필요하다. 특히 발에 상처가 있을 때는 체중 부하 운동은 반드시 피하도록 하고, 상처가 없는 경우라도 체중 부하 운동은 최대 30분을 넘지 않도록 시간을 조정하고 운동 중간에 조금씩 쉬어주는 게 좋다. 당뇨병신경병증 환자들은 발의 감각이 다소 떨어지기 때문에 낙상 위험이 있는 상황에서는 운동을 피해야 한다. 권장하는 운동은 상대적으로 체중 부하가 적은 수영, 아쿠아로빅, 실내 자전거 등이다.

당뇨병신장질환 환자의 운동 주의사항

신장질환이 있는 환자들은 심혈관계질환에 걸릴 위험이 훨씬 더 커지기 때문에 중증 당뇨병신장질환이 있는 경우 운동 계획을 세우기 전에 운동 부하 검사를 미리 시행하는 것이 좋다. 심혈관계질환 위험도가 높은 만큼 운동 시 비정상적으로 맥박수가 바뀐다든지 혈압의 반응성이 크기 때문이다. 당뇨병신장질환 환자들은 유산소 운동이나 근력 운동을 병행하는 것이 여러 가지 신체 기능이나 삶의 질을 향상하는 데 효과적이다.

운동할 때 단백질 보충제를 복용하는 경우가 많은데, 당뇨병 신장질환을 가진 환자들에게 단백질 보충제의 섭취는 금하고 있다. 이 밖에도 커피, 이온 음료 등도 과다하게 섭취하는 것을 제한하고 있다.

당뇨병신경병증 환자의 운동 주의사항

미온수로 매일 씻기	발가락 사이 잘 말리기	로션 잘 바르기	발톱 일자로 자르기
티눈 제거는 스스로 하지 않기	맨발 금지	신발 안 살피기	금연, 혈당 조절하기

당뇨병을
이기기 위한
근력 운동

기본 10분
근력 운동

당뇨병 환자라면 대부분 혈당을 조절하기 위해서 걷기, 자전거, 계단 오르기 같은 유산소 운동만 하고 근력 운동은 힘들다는 생각에 잘 안 하는 경우가 많다. 근력 운동을 하면 근육량이 많아지면서 근육에 사용하는 혈당의 양도 많아지기 때문에 혈당조절에 큰 도움이 된다.

하지만 근력 운동을 무리해서 하다 보면 오히려 역효과가 생길 수 있다. 다음 동작 별로 3~5회 반복하며 무리하지 않는 선에서 근육을 키워보자.

하체 강화 운동

우리 몸에서 가장 큰 근육은 허벅지 근육이다. 큰 근육인 만큼 운동 효율성도 가장 좋다. 허벅지 근육을 강화하는 스쾃과 런지를 비롯해 종아리와 엉덩이 근육을 단련하는 운동을 알아보자.

1. 스쾃

① 다리를 어깨너비만큼 벌리고 양손을 앞으로 뻗는다.
② 천천히 앉는다. 이때 무릎은 발끝보다 앞으로 나가지 않도록 주의한다. 허벅지와 엉덩이 근육을 이용해서 천천히 올라온다.

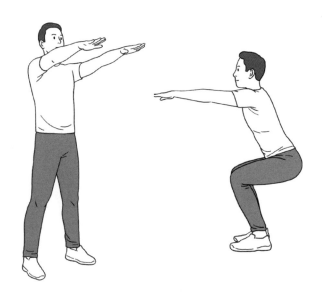

TIP

내려갈 때 호흡을 뱉고, 올라가면서 숨을 들이마신다.

2. 관절을 보호하는 스쾃

무릎 관절이 안 좋거나 무릎 근력이 약하다면 스쾃 동작이 어려울 수 있다. 이럴 때 짐볼을 이용하면 쉽게 운동할 수 있다.

① 짐볼을 벽에 놓고 허리를 기댄다. 다리는 어깨너비만큼 벌리고 양팔은 팔짱을 낀다.

② 천천히 앉는다. 이때 무릎이 발끝보다 앞으로 나가지 않도록 유지하면서 5~10초간 버틴다. 허벅지와 엉덩이 근육을 이용해서 천천히 올라온다.

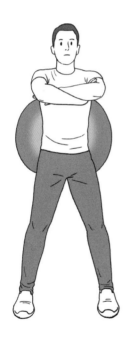
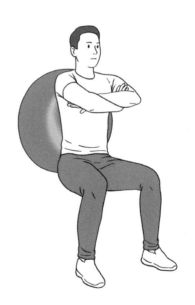

3. 런지

① 다리를 11자로 만든 상태에서 앞뒤로 다리를 벌리고 양손은 허리를 가볍게 잡는다.

② 천천히 수직으로 앉는다. 뒷발은 까치발을 들고 있는 듯한 자세를 취한다. 허벅지와 엉덩이 근력을 이용해서 천천히 일어난다.

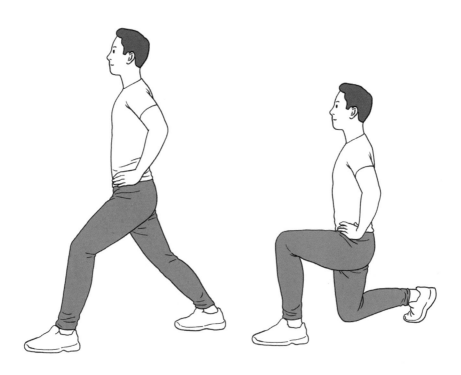

TIP

앉을 때 몸이 앞으로 나가지 않도록 주의한다.

5. 엉덩이 근력 운동(브리지)

① 바닥에 누워 다리를 어깨너비로 벌리고 양손을 바닥에 댄다.

② 엉덩이를 최대한 들어 올린다. 복근에 힘을 준 상태에서 5초간 버티고
천천히 내려온다.

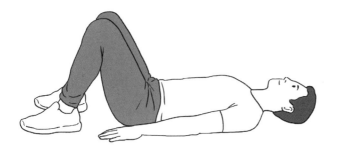

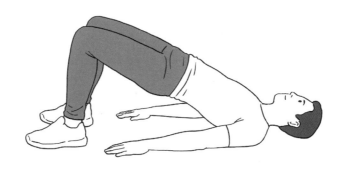

TIP

가슴을 내밀고 엉덩이가 따라서 올라가지 말고 엉덩이 근육을
이용해 들어 올린다는 생각으로 움직여야 한다.

6. 브리지 응용 동작

① 브리지 동작이 익숙해지면 한쪽 다리를 들고 5초간 버틴 후 천천히 내려온다. 반대쪽도 똑같이 시행한다.

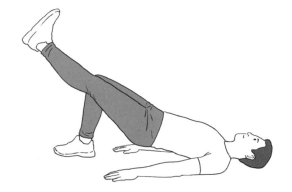

4. 종아리 강화 운동

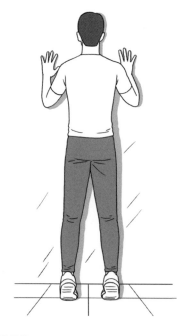

① 벽을 가볍게 잡은 상태에서 위로 올라가는 느낌으로 발꿈치를 들어준 다음, 5~10초 정도 버틴다.

상체 강화 운동

상체는 세라 밴드라는 탄력 있는 밴드를 사용해 강화할 수 있다.
세라 밴드는 탄력 정도에 따라서 색깔이 다양하다. 자신의 근력
에 맞는 색을 사용하면 된다.

1. 전면 삼각근 운동

① 밴드를 밟은 상태에서 팔을 앞으로나란히 자세처럼 들어 올린다.
② 천천히 팔을 내린다.

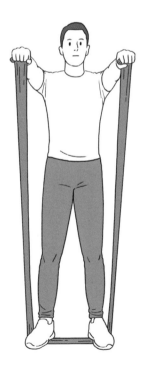
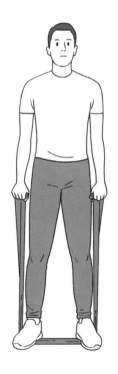

① 밴드를 밟은 상태에서 팔을 옆으로 들어 올린다.

② 팔을 뒤쪽으로 올렸다가 천천히 내린다.

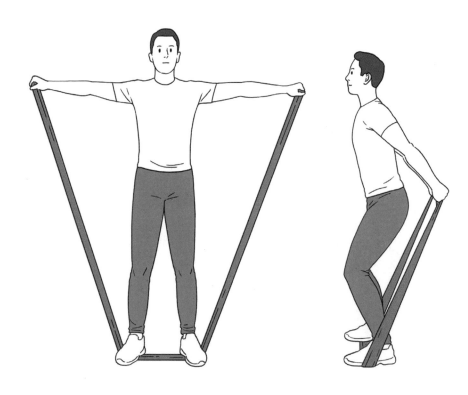

TIP

팔꿈치에 문제가 있다면 팔꿈치를 약간 구부린 상태로 팔을 올려도 된다.

3. 후면 삼각근 운동

① 양팔을 들어 팔꿈치가 어깨높이와 수평이 되도록 한다.

② 천천히 팔을 내린다.

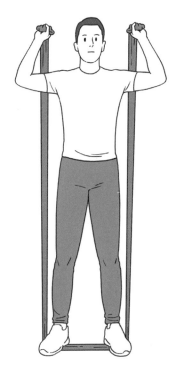
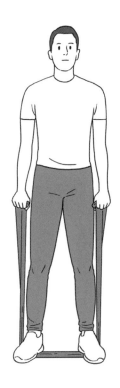

① 다리를 어깨너비로 벌리고 무릎을 약간 구부린 상태로 선다.

② 최대한 팔을 올려서 두 손이 맞닿게 한다.

③ 손을 어깨까지 내렸다가 다시 올린다. 3회 반복한다.

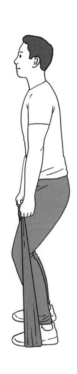
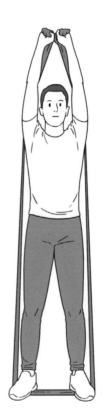

① 양팔을 천천히 들어 올린다.

② 양팔을 천천히 내려준다.

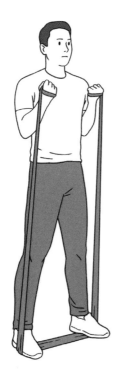
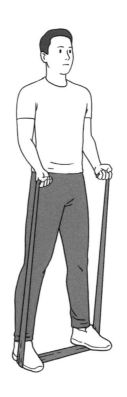

6. 짐볼 윗몸일으키기

바닥에 누워 다리를 짐볼 위에 올리고 손은 깍지 껴서 머리 뒤에 둔 다음,
복근에 수축이 일어나는 느낌이 들 때까지 몸을 반만 일으킨다.

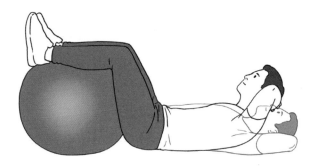

TIP

목을 앞으로 꺾지 말고 천장을 바라보는 시선을
유지하도록 한다.

7. 척추기립근 운동

① 배에 짐볼을 대고 엎드려 오른쪽 다리를 위로 든다. 중심을 잡은 후 왼쪽 팔을 위로 든다.

② 내릴 때는 팔을 먼저 내리고 다리를 내린다. 반대쪽도 똑같이 시행한다.

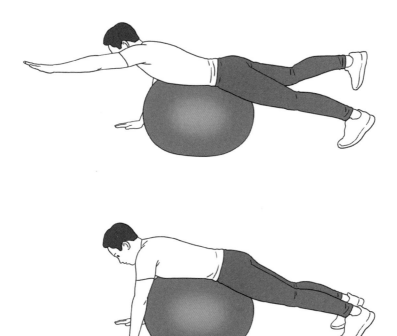

10분 유산소성 근력 운동

바빠서 운동할 시간을 따로 내기 어렵거나 날씨 등의 영향으로 밖에서 운동하기 어렵다면 어떻게 해야 할까? 그러한 상황에서도 운동을 지속할 수 있는 방법을 찾는 것이 중요하다. 유산소 운동과 근력 운동을 병행하면 혈당조절은 물론 비만을 예방하는 데에도 큰 도움이 된다. 하루 10분 운동으로 밖에서 30분 운동한 효과를 낼 수 있는 다음 루틴으로 꾸준하게 당뇨병 관리를 해보자. 1~7번까지 반복하고 1분간 휴식 후 2~7번까지 한 번 더 반복한 후 제자리 걷기로 마무리한다.

1. 제자리 걷기

가능한 무릎을 높게 유지하면서 1분
간 제자리 걷기를 실시한다.

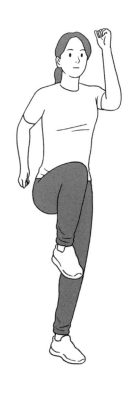

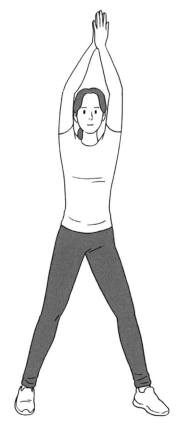

2. 양팔 벌리고 옆으로 이동하기

양팔을 벌려 머리 위에서 손바닥을
마주치면서 오른쪽과 왼쪽으로 이동
한다. 30초간 가능한 만큼 실시한다.

3. 스쾃

다리를 어깨너비로 벌리고 선다.
무릎이 발끝을 넘어가지 않을 정
도로 엉덩이를 뒤로 빼면서 앉았
다 일어나기를 반복한다. 30초간
가능한 만큼 실시한다.

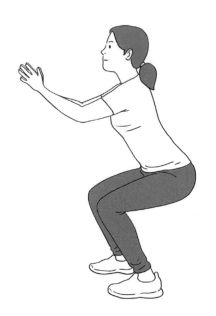

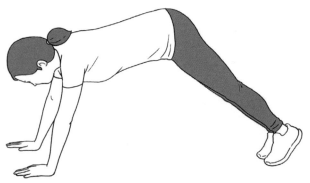

4. 팔 펴고 버티기

팔을 펴고 몸이 일자가 되도록 엎드린다.
다리를 펴고 버티기가 힘들면 무릎을 바
닥에 대고 버티기부터 시작한다.

5. 윗몸 일으키기

양손을 귀 옆에 대고 윗배에 힘을 주
면서 상체를 일으켰다 내리기를 반
복한다. 30초간 천천히 실시한다.

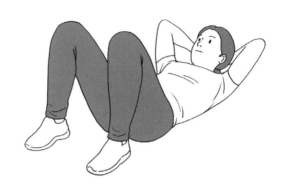

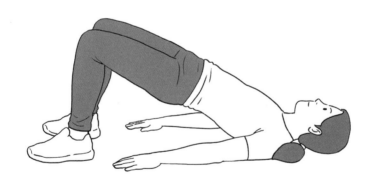

6. 브리지

등을 조이고 허리를 들어 올린 후 엉
덩이를 조이며 배꼽을 당긴다. 30초
간 가능한 만큼 실시한다.

7. 다리 접고 허리 비틀기

① 천장을 보고 바로 누워 양팔을 벌리고 한쪽 다리를 90도 구부려 반대편으로 회전시킨다.

② 무릎이 반대쪽 바닥에 닿을 정도로 허리를 비틀었다 제자리로 돌아오기를 반복한다. 30초간 가능한 횟수를 실시하고 반대편도 똑같이 실시한다.

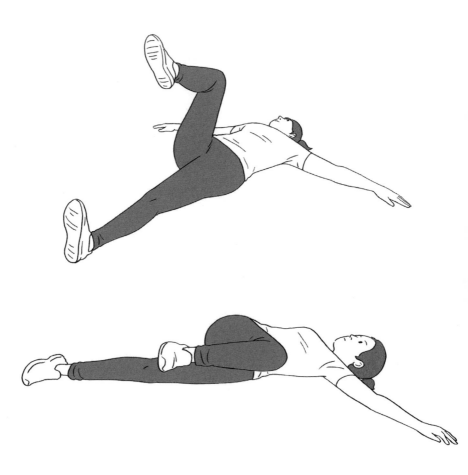

혈액순환을 돕는 다리 운동

당뇨병은 혈관과 말초신경 합병증이 쉽게 일어나는 질환으로 혈액 순환 및 감각 장애를 일으키기 쉽다. 특히 몸은 말단부에 위치해 있어 순환이 잘 일어나지 않아 문제가 생기는 경우가 많고 발의 문제는 결국 거동을 불편하게 하여 당뇨병 치료를 방해한다. 혈액순환을 돕는 다리 운동을 꾸준하게 실시해 건강하게 당뇨병 관리를 해야 한다.

1. 종아리 스트레칭

① 다리를 어깨너비로 벌리고 발바닥의 안쪽이 내려앉지 않도록 아치를 만든다.

② 한쪽 다리를 뒤로 뻗고 안쪽 무릎을 서서히 구부리면서 종아리 스트레칭을 한다.

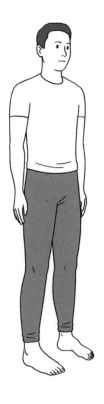
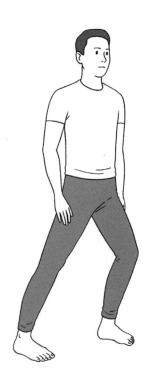

2. 발바닥 마사지

의자를 잡고 서서 지름 4~5cm, 길이 30~40cm의 밀대를 이용해 발바닥을 지그시 문지른다. 버팀 발과 문지르는 발의 체중을 5:5로 두고 문지를 때마다 체중을 조금씩 더 싣는다. 뭉친 곳이 있다면 힘을 더 싣는다. 30~60초간 마사지한다.

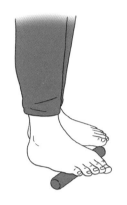

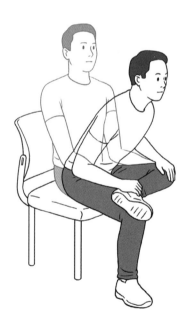

3. 의자에서 엉덩이 근육 늘리기

허리를 곧게 편 상태로 한쪽 다리를 반대쪽 다리 위에 올려서 4 모양을 만들고, 양손은 편안하게 발 위에 올린다. 상체의 무게로 하체를 지그시 눌러 10초간 자세를 유지한다. 반대쪽도 똑같이 실시하며 3회 반복한다.

4. 앉아서 발 움직이기

① 의자에 앉아서 다리를 어깨너비로 벌린다. 뒤꿈치와 앞꿈치를 번갈아 가며 최대한 들어 올렸다 내리기를 반복한다. 10회 실시한다.

② 발볼까지는 바닥에 대고 발가락만 올렸다 내리기를 반복하며 50회 실시한다.

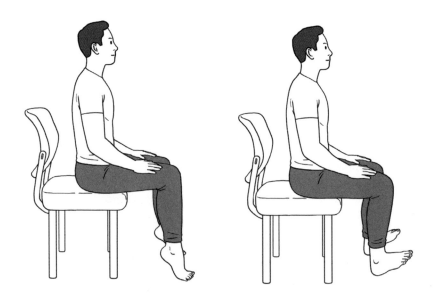

5. 발바닥 근육 강화 운동

젖은 수건을 바닥에 펼쳐두고 의자에 앉는다. 발을 수건 위에 올려놓은 후 발가락을 오므려서 수건을 당겨준다. 최대한 쥐어짜며 5회 반복한다. 쥐가 날 때는 1번 발바닥 마사지로 풀어준다.

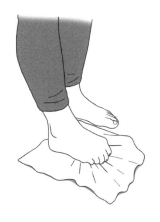

6. 종아리 마사지

지름 4~5cm, 길이 30~40cm의 밀대를 종아리에 대고 바닥에 앉는다. 손은 뒤쪽을 자연스럽게 짚은 채로 엉덩이를 들고 앞뒤로 왔다 갔다 하면서 종아리를 문지른다.

당뇨병의 정석

펴낸날 초판 1쇄 2023년 10월 5일 | 초판 4쇄 2025년 1월 10일

지은이 대한당뇨병학회
감수 김남훈 문준성 곽수헌 서성환 홍준화 전재한 전자영 양여리 이경애 김규리

펴낸이 임호준
출판 팀장 정영주
책임 편집 조유진 | **편집** 김은정 김경애 박인애
디자인 김지혜 | **마케팅** 길보민 정서진
경영지원 박석호 유태호 신혜지 최단비 김현빈

인쇄 도담프린팅

펴낸곳 비타북스 | **발행처** (주)헬스조선 | **출판등록** 제2-4324호 2006년 1월 12일
주소 서울특별시 중구 세종대로 21길 30 | **전화** (02) 724-7648 | **팩스** (02) 722-9339
인스타그램 @vitabooks_official | **포스트** post.naver.com/vita_books | **블로그** blog.naver.com/vita_books

ⓒ대한당뇨병학회, 2023

이 책은 저작권법에 따라 보호를 받는 저작물이므로 무단 전재와 무단 복제를 금지하며,
이 책 내용의 전부 또는 일부를 이용하려면 반드시 저작권자와 (주)헬스조선의 서면 동의를 받아야 합니다.
책값은 뒤표지에 있습니다. 잘못된 책은 서점에서 바꾸어 드립니다.

ISBN 979-11-5846-403-5 13510

비타북스는 독자 여러분의 책에 대한 아이디어와 원고 투고를 기다리고 있습니다.
책 출간을 원하시는 분은 이메일 vbook@chosun.com으로 간단한 개요와 취지, 연락처 등을 보내주세요.

비타북스 는 건강한 몸과 아름다운 삶을 생각하는 (주)헬스조선의 출판 브랜드입니다.